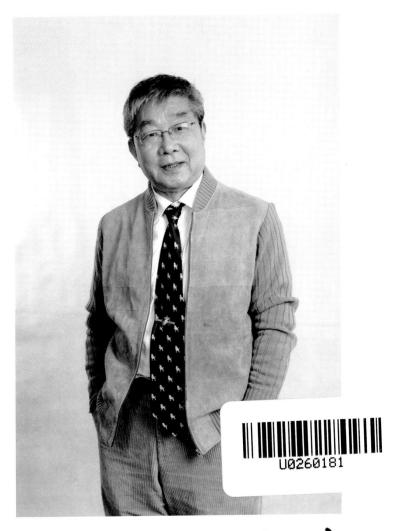

为了您孩子的健康

是我一生追求

蒋一方

二〇一四年十月

慢性病与食疗

儿童健康饮食与
常见病食疗方

主编　蒋一方
编委　林钟芳　姜　觅
　　　居美芳　金　焱
　　　章　煜　乔芳玲

科学出版社

北　京

内 容 简 介

每个家庭都期盼能拥有一个健康的孩子,面对活泼可爱的新生命,父母在欣喜之余,肩上也承担很重的责任。孩子由于抵抗力弱,容易患病,如何能用食疗提高孩子的身体素质,或在治病的同时利用食疗增强治疗的效果,让孩子健康地成长,是每一个父母、祖父母最关心的问题。本书不仅介绍了适合于多种儿童常见病证的食疗方,如感冒、哮喘、便秘等,还在儿童饮食的宜忌、儿童饮食行为的养成等方面提供了宝贵的建议。

本书适合关爱孩子、关注儿童健康成长的读者,尤其是有孩子的家庭阅读、参考。

图书在版编目(CIP)数据

儿童健康饮食与常见病食疗方/ 蒋一方主编. —北京:科学出版社,2014.11
(慢性病与食疗)
ISBN 978 - 7 - 03 - 042357 - 3

Ⅰ. ①儿… Ⅱ. ①蒋… Ⅲ. ①小儿疾病-常见病-食物养生 Ⅳ. ①R247.1

中国版本图书馆 CIP 数据核字(2014)第 254265 号

责任编辑:潘志坚 朱 灵
责任印制:谭宏宇 / 封面设计:殷 靓

科学出版社 出版
北京东黄城根北街 16 号
邮政编码:100717
http://www.sciencep.com

南京展望文化发展有限公司排版
江苏省句容市排印厂印刷
科学出版社发行 各地新华书店经销

*

2014 年 11 月 1 第 一 版 开本:B5(720×1 000)
2014 年 11 月第一次印刷 印张:14 1/2 插页1
字数:235 000

定价:**32.00 元**

前　言

说起食疗,常常被简单地理解为食物的医疗保健作用。但这并不是食疗全面涵义上的演绎。食物在人类生命中的地位,首先是营养学上的意义。在内经《素问·脏器法时论》篇中早就明确指出:"毒药攻邪,五谷为养,五果为助,五畜为益,五菜为充,气味合而服之,以补精益气。"提示谷类、水果类、动物性食物类,以及蔬菜类食物的主要功效是提供热量与营养素,具有养生、益体、助养、充饥的基本功能。所以食疗的第一层次的理解是食养,即食物的果腹、维持生命的营养学意义。人类依赖食物而生存,才有人类的健康成长,生命得以延续,社会得以发展,故有"民以食为天"之说。但在目前出版的食疗书中很少涉及食疗的最初,也是最基本的涵义。本书以家庭平衡膳食为核心,系统地阐述了科学饮食的原则与方法。围绕合理的膳食结构,提出了科学饮食的 4 把"尺子":食物多样化、按比例食用各营养性食品组的食品、适量原则以及个体化原则。学会科学饮食才能从食物中源源不断地获得合适的能量,以及全面与均衡的营养,以促进儿童的生长发育,满足他们身体健康所需。倘若不谈食物的营养学意义,不掌握科学吃饭,人体的热能与营养素得不到满足,食疗的保健与医疗功能就失去了根基。

某些药食同源食物对身体的补益保健作用已为人熟知。有些知识已融入百姓日常的生活之中,如红枣赤豆汤益气补血、米仁绿豆汤清热利湿、红糖生姜汤治受凉所致感冒、鸭肉凉鸡肉温等。所以食疗第二层次的理解是食物具有一定的保健作用。从中医角度讲,食物的保健功效实际上与食物本身的气与味两大属性有着直接的联系。食物的气得之与天,食物的味得之与地。食物乃禀受天地之精气而生。食物的气就是指食物的性,即食物的温热寒凉性质。食物的五味在《黄帝内经》中已有阐述,即辛、甘、酸、苦、咸,并分别与人体的五脏相对应,即"心欲苦,肺欲辛,肝欲酸,脾欲甘,肾欲咸"。

食物的性味须适合个体的体质特征方可产生补精益气效果,反之,若与身体的体质特征相矛盾,则可出现食物伤人的现象,故"五味之美,不可胜极"。如一味追求口味享受,提倡"适口而珍"对健康无益,甚至有害,如嗜甜、嗜酸、嗜辛、嗜咸等则都可能损害个体的健康。内经对嗜味过度造成的后果有明确的阐述,如"多食咸,则脉凝泣而变色;多食苦,则皮槁而毛拔;多食辛,则筋急而爪枯;多食酸,则肉胝月刍而唇揭;多食甘,则骨痛而发落。此五味之所伤也"。同样,食物的温凉性质也有正、反两方面的作用。寒性体质的人需食温热的食物,热性体质的人需食寒凉的食物。生活中时常发生内热者出现火上浇油或虚寒者出现雪上加霜的食物伤人现象。因此,食疗的这一层保健作用,与我们每天的饮食关系密不可分,是时时刻刻影响到我们健康的饮食因素。因此,对学习食疗者而言,首先要懂得并掌握好食物的性味属性,这是食疗入门的金钥匙。

食疗方的运用是直接利用食物的医疗作用来治疗疾病,这是食疗的第三层次的理解。本书详细介绍的六种儿童常用补益方法,以及百余种儿童常见病食疗方可资读者应用。使用时要遵循战国时期名医扁鹊提出的:"君子有病,期先食以疗之,食疗不愈,然后用药。"这就提示我们食疗不是治病的唯一手段。在运用食疗时,也要掌握"有病要寻医吃药"这一条基本原则。生病时结合食疗的运用,则有利于疾病早日康复。另外,需知中国食疗博大精深,包含许多健康饮食的元素,如因人而异、因地而异、因时而异、辨证施膳以及饮食有节等。这些知识点也是学习食疗方时需要刻意注意之处。如不同季节的饮食特点、不同体质个体的食疗应用特点等。

总之,本书从食物功能的三个层次,全面、系统地阐述了食物的营养作用、食物的保健作用以及食物的医疗作用。并且提供了大量的实用知识与技能,如食物的性味、家庭菜谱,药膳中的药饭、药菜和药粥的例子,以及儿童常见病的食疗方。本书还对目前儿童中出现一系列饮食行为偏差,提出了家庭儿童膳食管理的策略与方法,对规范儿童行为、促进儿童健康成长有着很大的帮助。因此本书对内科医生、保健医生、养生保健者以及所有家庭而言,都不失为一本良师益友般的饮食大全参考书。笔者诚望本书能为读者正确掌握科学饮食,以及合理运用食疗方法提供有用的工具。

笔者在写作过程中参考了不少同类书籍,在此一并致以诚挚的感谢。限于本人学识水平,书中不当或错误之处在所难免,敬请读者不吝指教。

上海交通大学附属儿童医院研究员

蒋一方

2014 年 6 月

目　录

食物的性味及其药膳

儿童食疗的常用补益法

儿童常见病食疗方

常用食物温凉谱

中国饮食文化

中国传统饮食文化主要流派

世界上没有一个国家如同中国一样,早在3 000多年前就对饮食有如此深刻、完整的认识。在《黄帝内经》中对合理的膳食结构已经有了明确的概念,在《素问·脏器法时论》篇中说:"毒药攻邪,五谷为养,五果为助,五畜为益,五菜为充,气味合而服之,以补精益气"。提示合理的饮食结构对养生保健、维护健康,以及疾病的预防有着重要作用。膳食结构是现代营养学的核心问题,中国古人的智慧已经提出了食品组完整的概念,以及膳食结构合理框架。同时它也指出了食物的本身属性,即四气(温、热、寒、凉)、五味(苦、咸、酸、甜、辛),及药食同源性质等中国健康饮食元素,为中国食疗文化奠定了基础。

中国饮食文化是历史悠久的区域文化,具有多层次、多角度、多品位的特点。什么是中国饮食文化的特点? 很难一言蔽之。不同的切入点,提出了不同的观点,导致众说纷纭的局面。最具代表性的有五种传统饮食文化:熟食文化、美食文化、素食文化、食疗文化以及科学饮食文化。

熟食文化

在我国新石器时代的裴李岗文化、仰韶文化、河姆渡文化遗址中均发现有大量的陶制餐具。在陕西半坡遗址中发现了土灶,有50多万件陶器、陶片,绝大部分与生活密切相关,其中有炊具(三足炊具如鼎、鬲、斝)、食具(碗、盘、杯、壶、盆)、储水器、储藏器等。还发现了可以蒸煮食物的陶甑,在它的底部有十几个小孔,适于蒸煮食物。熟食是人类饮食文明的起始点。古书《世本》上说:"昆吾制陶"、"神农耕而作陶",《古书考》称"黄帝作釜甑",提示古代管理者们在倡导熟食文化中的积极推动作用。

熟食文化也是烹饪文化。熟食有3个基本元素:火、水和器,在我国史前已经初具规模,并不断发展创新。从生吃到熟食,烹的技术发源于我国。我国第一部烹饪著作《吕氏春秋》对此作了精辟的概括:"凡味之本,水为最始。五味三材,九沸九变,火为之纪。时疾时徐,灭腥去臊除膻,必以其胜,无失其理。"在几千年的文明发展中,中国菜的烹调技法博大精深,又不拘于一格,始终处于流派变动纷争和日臻完美之中。沿袭至今,形成了"多、奇、绝"的诱人魅力。1992年出版的《中国烹饪辞典》统计技法共467种。根据制作熟食的导热介质为依据来划分技法,大致可分为"火烹法"、"水烹法"、"气烹法"、"油烹法"和"其他烹法"5大类。数千年来,其主要技法已经走入寻常百姓家,融入千家万户日常生活之中。如火烹法的烤、盐焗、泥煨;水烹法的烧、炖、焖、烩、扒、汆、涮、煮、卤、酱、浸、蜜汁;气烹法的清蒸、粉蒸、花色蒸;油烹法的炸、烹、熘、炒、爆、煎、塌、拔丝、琉璃、挂霜;其他技法的拌、炝、腌、冻、熏。这些技法奠定了中国美食文化的基础。

熟食文化经历了近4 000年的传承与发展,已经成为古代和现代普通百姓饮食生活方式的一种固定模式,表明中国人早早地就翻开了饮食文明时代的一页。熟食无论从预防与减少疾病,还是帮助消化吸收营养,都起着不可估量的作用。熟食已经成为当今世界饮食文化的主流。

美食文化

对食物美味的追求,是人类享受物质生活的需要之一,也是饮食文化精致化、系统化的原动力。其起源最早可追溯至奴隶社会。早在商朝,作为商相的伊尹原本是一个厨役奴隶,名叫有莘氏,具有高超的烹饪技巧,制作的美食可称之为人间至味。到了夏商,统治者夏桀对美食享受欲望无限膨胀,成天与宠妃妹喜饮酒享乐,无有休时。所筑酒池大可运舟,一鼓而牛饮者三千人。妹喜见醉而溺死者非但毫无怜悯同情之心,反而笑而乐之,完全丧失了人性,结果被商汤所灭亡。商代末代君主商纣王,生活糜烂奢侈,筑酒池、造肉林、珍馐纷呈,视百姓生命如同草芥,由此失去民心,失去国家,落得个自焚而亡的结果。这是典型食无德的例子。历朝历代的帝王贵胄对美食的疯狂追求,加上祭祀的需要,迫使厨师们创造出各色各样的美味佳肴。与此同时,官宦人家、平民百姓都对美食情有独钟,尤其是节庆饮食文化的需要与发展,因此造就了颇具中国特色的美食文化。

▰▶ 菜系的形成

由于我国地域广阔,各地气候、物产、风俗习惯的差异,自古以来,中华饮食上就形成了许多各不相同的菜系。就地方划分而言,有四大菜系(巴蜀、齐鲁、淮扬、粤闽)或八大菜系(四川、广东、山东、江苏、浙江、福建、徽州和湖南)之分。各大菜系交相辉映,成为中华民族饮食文化中的瑰宝。

▮▶ 配菜及烹饪法四季有别

一年有四季，按季节而调配饮食，以及采用相应的合理烹饪技法，这种因时施膳是中国美食文化的又一特征。调味、配菜上，冬则味醇浓厚，夏则清淡凉爽；技法上冬多炖焖煨，夏多凉拌汆。各种菜蔬更是四时更替，适时而食。这种尊重季节、因时施膳的饮食文化特点，反映出从古至今，中国饮食注重讲究口味与健康并重，饮食利于健康的饮食理念。这对形成我国科学饮食观念具有重要的推动作用。

▮▶ 讲究菜肴的整体美感

菜肴整体美感的表现是多方面的，对于菜肴的色、香、味、形、器这些美食元素的协调一致，厨师们利用自己的智慧、技巧及艺术修养，塑造出各种各样的美食，独树一帜，使色、香、味、形、器达到高度的和谐之美，给人以物质和精神两方面美的享受。

▮▶ 注重就餐节奏与环境情趣

我国烹饪自古以来就注重品味情趣，讲究食文化与传统文化的有机结合。不仅对饭菜点心的色、香、味、形、器有特殊的要求，而且在菜肴的命名、品味的方式、时间的选择、进餐时的节奏、娱乐的穿插等都有一定文化要求，美味佳肴与诗情画意结合，立意新颖，风趣盎然。美食文化，融入了人文文化，诸如琴棋书画、礼仪、服饰、音乐、舞蹈等，尤其是宫廷美食的形成，对美食文化有一定能够促进作用，然而其弊端也是显而易见的。为了追求美味，"食无德"的事情屡有发生。如不惜以专刃取生鸡之肝；用烧红的铁箸插入母牛乳房来制作玉箸膏；以烈炭活炙鹅之掌制作入口即化的美味鹅掌。不健康的极端美食主义，不仅大则可危及国家存亡，而且小则可伤及个人生命，更表现出对动物的不人道作为。

▮▶ 食医相结合

我国的烹饪技术和医疗保健有着密切的联系。我国历来就很重视"医食同源"、"药膳同功"，利用食物原料的药用价值，烹调出各种美味的佳肴，达到对某些疾病预防与治疗的目的。《黄帝内经·太素》中写道："空腹食之为食物，患者食之为药物。"反映出"药食同源"的思想。并演变成一支独立的饮食文化，即食疗文化。

素食文化

素和荤是中国饮食文化中相对立的概念。素食一般是指不含肉、鱼、奶制品的蔬菜类食品,也排除洋葱、大蒜、韭菜,以及含酒精的饮料。与此相反,荤食则是包括上述食物、饮料在内的饮食。除动物性荤腥食物外,还包括五辛的蔬菜,如大蒜、韭菜、香菜等。素食者中也可分为蛋奶素食者(不食用动物的肉,如禽类、海鲜等,但食用蛋类和奶类制品)、奶素食者(与蛋奶素食者差不多,只是也不食用蛋类),蛋素食者(与蛋奶素食者差不多,只是也不食用奶类制品)。还有一种称之为果素者,即除摄取水果、核桃、橄榄油外,其他食物均不食用。

素食和素食主义者并不是一回事。前者讲的是素食的饮食文化,后者讲的是佛教、道教对素食的宗教的、哲学的、人文的观念与实践。素食文化应该包含这两方面的内涵。素食在中国的发展有着悠久的历史,其起源可能与印度本土宗教的印度教、耆那教和佛教有关。他们自早就遵循崇尚生命的态度,并积极鼓励其追随者放弃杀害动物和食用它们的肉。最早约在公元 1 世纪初印度佛教僧人到达中国,他们是虔诚的素食主义者。中国的佛教、道教大多是信奉素食。素食在中国得到广泛流传,也受到中国儒家思想的影响,主张仁爱、提倡孝道。

素食在中国并非全因宗教而得以发展。春秋战国时期,由于牛耕和铁制农具的广泛使用,农业得到发展,各类蔬菜、瓜果出产丰富。中国早就有"肉不如蔬"的古有之风。《诗经》上已有素蔬出现,采撷野菜蔚然成风,如"参差荇菜,左右芼之。采采卷耳,不盈顷筐"。在《左传》中还认为"肉食者鄙"。《吕览》中载道:"肥肉厚酒,务以自强,名之曰烂肠之食。"提示在我国古代就有偏食荤腥不利健康的看法。

素食文化为科学饮食的组织原则,如食物多样化、主副食、荤素的搭配,以及节俭地使用高能量食品提供了极其丰富的手段。目前我国栽培的蔬菜有 160 多种,而野菜有 300 多种,为享受素食提供了丰富的物质基础,下面介绍一些具体的素食搭配方法:

(1)**谷豆蛋同吃补充蛋白质**:由于谷类中缺少一种必需氨基酸——赖氨酸,而在豆制品中含量丰富;蛋中富含蛋氨酸,而这是豆类中所缺乏的。若这三种食物搭配,就起到了互补作用。

(2)**粗粮坚果补充锌铁**:吃素容易造成缺铁,导致缺铁性贫血、脸色苍白。吃素也会造成缺锌,影响身体发育。多吃豆制品、核果、适量的粗杂粮以及红糖,可以补充锌和铁。例如,用全麦面包替代普通面包,用红糖替代白糖,多吃黑豆、黑芝麻、黑木耳等。

(3) **海产品补充维生素**:动物内脏、蛋、奶类等食物含有丰富的维生素,但是素食者往往不能获得。素食者可经常食用海产品如海带、紫菜、海藻等食物,可以增加 B 族维生素的摄取量,还要多摄入维生素 C 多的蔬菜与水果,以促进铁的吸收,如青椒、西兰花、豌豆、土豆、橙子、猕猴桃、木瓜和新鲜大枣等。

食疗文化

食疗文化是中华饮食文化的一部分,又以特有的养生保健、防治疾病,延年益寿的特点而独立成为中国饮食文化中的一朵奇葩。食疗文化之所以成为中华饮食的精华,是在于食疗文化包含着众多世上独一无二的中国健康饮食元素,如食物的气、食物的味、药食同源、因人施膳、因时施膳、因地施膳、辨证施膳以及饮食有节等。食疗文化与其他饮食文化密切结合,使食疗实施中既获得了养生保健、治病防病的良好效果,又享受到食物的美味。食疗文化的基础是传统医学,因此辨证施膳是食疗文化的基本应用方法。食疗文化的基本形式是食疗方,具体应用有药膳(食疗菜肴)、药饭、药粥、药酒、药茶、药糖果和药点心等多种形式。

食疗文化有着悠久的历史,在我国现存最早的一部中医经典著作《黄帝内经》中已有记载,并系统地提出了:因时调节、节制食量、调节五味、适调寒温、节食生菜等一系列饮食原则。其中健康饮食元素已经有较为全面的阐述。在《黄帝内经》中详细介绍了食物的五味、饮食的过热过寒、食物的肥甘厚味对健康和疾病的影响。五味适当则滋养五脏,五味偏胜则又会损害五脏。如《素问·至真要大论》所说:"五味入胃,各归所喜……久而增气,物化之常也。"在食疗方面,《黄帝内经》记载:"大毒治病,十去其六;常毒治病,十去其七;小毒治病,十去其八;无毒治病,十去其九。"这里无毒就是指普通的食物以及药食同源食物。

在《黄帝内经》中进一步阐述了食物的五味,即辛、甘、酸、苦、咸,分别与人体的五脏相对应。如《素问》:"形不足温之于气,精不足者补之于味。"又说:"五味之美,不可胜极;嗜欲不同,各有所通。天食人以五气,地食人以五味。五气入鼻,藏于心肺。上使五色修明,音声能彰;五味入口,藏于肠胃,味有所藏,以养五气。气和而生,津液相成,神乃自生。""心欲苦,肺欲辛,肝欲酸,脾欲甘,肾欲咸。"但是"多食咸,则脉凝泣而变色;多食苦,则皮槁而毛拔;多食辛,则筋急而爪枯;多食酸,则肉胝皱而唇揭;多食甘,则骨痛而发落。此五味之所伤也"。这些论述注释了食物气味补益身体的基本原理及过度的危害,奠定了食疗思想的基本框架。

食疗的应用起源甚早。春秋战国时期的名医扁鹊提出:"君子有病,期先食以疗之,食疗不愈,然后用药。"汉代张仲景对"食物既可养人又可伤人"有明确的阐述:"凡饮食滋味以养与生,食之有妨,反能为害。"又说:"所食之味,有与病相宜,有与身为害。若得宜则益体,害则成疾。"唐代孙思邈是食疗理论及食疗的大集成者,其在《备急千金要方》中有卷 26 专论食治,卷 27 专论养生。以后历代都有类似著作问世,如《医方类聚》、《食治通说》、《食物本草》、《食鉴本草》及《本草纲目》都有详尽的食疗论述,丰富、发展及完善了食疗的思想体系,扩大了食疗应用范围,并充实了食疗的实践经验。

现代科学饮食文化

饮食是人生的一件头等大事,不仅关系到个体的生长发育、生命期限、健康状况以及生活的质量,而且也关系到全家人的健康与幸福。科学饮食主要是建筑在现代营养学基础上,又结合了膳食学、传统医学、美食学、食疗学、素食学以及相关的烹饪学知识发展而来,逐步形成了与饮食相关的科学知识体系。主要针对的人群是健康人群。它已不再单是指导民众"吃什么"的经验之谈。与其他饮食文化一样,科学饮食文化,有自己的特点与内涵,形成了科学饮食观,换言之,所谓科学饮食就是吃饭的章法,涉及饮食的各个领域,如膳食质量、膳食行为、膳食家庭氛围、膳食社会环境,膳食行为管理以及与此相适应的各种技能,如食谱设计与制作、菜肴设计与制作等。科学饮食是以科学的饮食原则与方法,真正起到促进民众身体健康的最终目标。因此,下面将以健康饮食文化的概念取代科学饮食文化,两者并无原则的差异。健康饮食可以提供人体必需的热能与全面、均衡的各类营养素,促进健康,减少疾病,提高生活质量。

健康饮食文化的涵义主要表现在六个方面:

(1)健康饮食文化需要向民众广泛传播吃的科学知识。通过科学的膳食指导,帮助民众掌握"如何吃"的健康饮食知识,具体来讲就是要让民众学会家庭平衡膳食的组织原则及其实施方法,以保证膳食质量的科学性。这是科学饮食文化的核心知识。

（2）健康饮食文化必须正确处理好"吃什么"与"如何吃"的关系。事实上，好食品加好食品不等于好营养。因此，健康饮食文化必须以"如何吃"的科学原理来指导"吃什么"。"如何吃"始终是第一位的，是"吃什么"的总纲。离开了"如何吃"的指导，就谈不上吃得科学。因此科学饮食担负着指导民众培养健康的膳食行为的职责，并在饮食社会环境治理中发挥积极作用。

（3）健康饮食文化必须紧紧抓住膳食结构这一个中心环节，一切离开膳食结构来谈科学饮食，都是不合理的，也是不科学的。"如何吃"所讲的"科学吃"的原理，其最终的目的就是保障家庭膳食结构的合理性。以"如何吃"的原理来指导选择各组食物，并注重它们之间份量及比例关系，构筑起具有平衡膳食结构的大框架。同时又强调对高能量食物的适量食用，以及膳食应具有个体化的特征，使家庭膳食所供给的热量符合人体的合理需要，提供的营养素种类全面，且各营养素之间的比例保持平衡，满足人体生理需求。

（4）健康饮食文化要规范个体的膳食行为，指导民众矫正影响平衡膳食结构的不良饮食行为。正确理解膳食质量与膳食行为之间的因果关系。凡是挑食偏食，不喜欢吃健康食材如新鲜蔬菜水果，喜欢吃不健康食物如充气饮料、洋快餐，或不良生活习性如酗酒等都是造成膳食结构不合理的原因。因此，从小规范孩子的饮食习惯，"少成若天性，习惯成自然"，良好的饮食习惯有益于一生的健康。因此，科学饮食要对膳食行为做出具体的指导，包括家庭膳食管理策略与方法，儿童良好饮食习惯的培养，以及不良饮食习惯矫正的策略与措施。

（5）健康饮食文化涉及千家万户的健康，而食品作为一种商品，有着巨大的市场与利益，也存在着许许多多的饮食误区，干扰科学饮食的实施。面对儿童中两极分化现象，尤其是日渐严重的儿童肥胖现象，垃圾食品对健康影响的宣传教育是必不可少的，科学饮食也应对目前"肥胖生成环境"的综合治理提出相关的建议。科学饮食的传播也关乎中华民族的强盛与发展，因此有必要对形形色色的营养学误区、一些似是而非的饮食观点予以批评与校正。更有必要对严重影响儿童健康的食品，如高能量食品的销售、广告，以及片面性报道等方面要在法律法规上予以重视。同样，食品安全的问题也是落实科学饮食的前提。

（6）健康饮食文化是在其他饮食文化基础上发展起来的。熟食文化、美食文化、素食文化以及食疗文化，有着丰富的饮食文化知识积淀，为健康饮食文化提供了实施多样化原则、均衡性原则、适量原则以及个体化原则所必需的知识与技能。食疗文化拓展了药食同源食物的应用价值，在传统医学知识的指导下，利用某些食物或药物的特性，有益于预防疾病，或帮助虚弱的身体重新获得健康。

只有以科学饮食为基础,以科学饮食的"如何吃"为指导,在平衡膳食的理念下,完成食谱设计与制作、菜肴设计与制作、食疗设计与制作,才能获得理想的效果。

健康饮食与食疗

健康饮食与食疗,在维护人类健康、防病祛病、养生保健、延年益寿方面发挥着共同作用,两者又相互补充、相互发展、相互提高,起着相互协调的作用。它们从不同的角度阐述中国健康饮食的内涵,正朝着日臻完美的方向结为一体。它们的有机结合将构筑起具有中国饮食文化特色的完美健康饮食体系,并将慢慢融入千家万户民众家庭的日常饮食中去,为中华民族的强健昌盛、发挥着积极的作用。

科学饮食与食疗在专业角度上讲,各有侧重。科学饮食主要以现代营养学为基础,而食疗则是融合了中国传统医学、烹饪学,以及其他饮食文化的精华综合而成。科学饮食主要是针对健康人群的营养与健康,其内涵从膳食质量,扩充到膳食行为、膳食管理、膳食环境等方面。食疗虽也可应用于健康者,但主要是应用于亚健康或有病的人群。科学饮食的核心是讲究膳食结构的合理,以保障营养的全面与均衡。食疗是具有大量中国健康饮食元素的一种饮食方法,是以中国的哲学思想为其指导,强调天人合一。又在具体应用方面注重以人为本,讲究因人而异、因地而异、因时而异、辨证施膳以及饮食有节等饮食健康元素。

科学饮食与食疗正在渐渐地融合为具有中国特色的健康饮食体系。科学饮食作为一门科学,也在不断发展,在平衡膳食的原则中已经涉及个体化的原则,与食疗的以人为本思想是一致的,并已经把食疗中的食物性质、饮食有节等概念引入科学饮食之中。食疗虽有其独特的饮食方略,内涵博大精深,但对日常饮食的膳食结构没有系统的阐述,缺乏定量定质的饮食框架,也缺少现代营养学知识作为基础。因此,将科学饮食与食疗方法有机地结合,将对所有人的健康与养生保健有着重要的现实意义。

儿童健康饮食

平衡膳食的概念及其原则

平衡膳食的概念

平衡膳食即合理膳食,主要是指该膳食提供的热能适合个体的需要,膳食中必需营养素种类要齐全(已知的有 40 多种),数量和比例要合适(不多也不少),并能保持营养素之间的平衡,以满足人体生长发育和保持健康所需。换句话说,凡膳食结构合理,能提供合理热能,以及全面与均衡的营养,或膳食营养的质与量都得到保证的膳食就叫做平衡膳食。

平衡膳食的 4 条组织原则

组织平衡膳食并不是一件容易的事情,如果吃得很随便,或只凭口味挑选食品,或局限于小家庭传统菜肴等,都会妨碍平衡膳食的结构。那么,平衡膳食的组织原则是什么? 它的组织原则一共有 4 条,这些原则是用来保证家庭膳食结构的合理,也是评估家庭膳食质量好坏的 4 把"尺子":

(1) 食物多样化原则:世上无任何一种食物能提供人体所需的全部营养素,只有吃多样化食物才能获得全面的营养。落实食物多样化要懂得食品分组的概念,掌握每日所需食物总数,及摄入富含特殊营养素的食物。

(2) 食物均衡性原则:所谓均衡性就是要按比例吃,每天主食吃多少,荤菜吃多少,蔬菜、水果吃多少,奶、豆制品吃多少都要按有关推荐量供应,并且要合理搭配各组食物,如荤素搭配、粗细粮搭配、动植物蛋白搭配、蔬菜水果搭配等。不按比例吃就破坏了营养平衡。

(3) 适量原则:节俭地使用油脂和糖等高能量食品,以及控制盐与胆固醇摄入总量,对于维持能量和营养素平衡,以及减少高血压、肥胖、心血管等疾病有重要意义,也是调整食物结构的重要一环。

(4) 个体化原则:这是我国数千年传统饮食文化的精华,主要强调食物的天然属性、季节特点、烹调方法与摄食者体质要保持一致,膳食的食物结构及食量应与摄入者的体力活动以及目前营养状况相一致。

三管齐下落实食物多样化原则

食物多样化原则是平衡膳食四大原则之一，主要解决膳食结构对食物的种类的要求，以获得全面营养。人体健康所需的必需营养素有 40 多种，仅仅摄取少数食品，显然营养是不全面的。将多样化仅仅理解为摄入食品种类要多也是不够的，因为离开了膳食结构的完整性，即使提供食品种类较多，但缺少了某一食品组，营养肯定是不合理的。要落实多样化原则，在具体操作上要做到要三管齐下。

要有食品分组的知识

营养学研究人员把林林总总的食品分成以下 6 个组：

(1) **粮食组**：包括谷物类与谷类制品、干豆类(大豆除外)以及薯类。主要提供碳水化合物，是膳食主要热能来源，还提供蛋白质、B 族维生素、矿物质和膳食纤维。要避免单纯吃细粮，要扩大粮食品种包括粗粮、杂粮、全麦制品等。

(2) **蔬菜组**：可分为绿色与橙黄色两类，主要提供胡萝卜素、维生素 C、维生素 B_2、叶酸、矿物质(钙、磷、钾、镁、铁等)和膳食纤维。深色蔬菜营养较为丰富。

(3) **水果组**：各种鲜果可提供丰富的维生素 C 及膳食纤维，尤其是果胶可促进肠道蠕动，利于消化。

(4) **动物性食品组**：包括畜肉、禽、鱼、蛋、虾、动物内脏及海产品。主要提供蛋白质、脂肪、矿物质和维生素 A 及 B 族维生素等。要避免总是吃少数固定的几样荤菜。

(5) **奶及奶制品、豆奶及大豆制品组**：包括新鲜牛羊奶、酸奶、奶酪、奶粉、豆奶及大豆制品。主要提供蛋白质、不饱和脂肪酸、B 族维生素和磷脂等，还提供丰富的钙，是天然钙质的良好来源。上述 5 个组食品又可称之为营养性食品组或保护性食品组。

(6) **油脂和糖组**：又称之为高能量食品组。包括动植物油脂，各种食用糖、盐和酒类。主要提供能量，摄入过多会引起肥胖，也是某些慢性病的危险诱因，应采取适量使用的原则。

要掌握每日食物的构成与总数

家庭膳食结构应包括上述各食品组食物,要做到缺一不可。要基本上做到每天菜谱包含牛奶、鸡蛋、水果、米面杂粮、数样荤菜和蔬菜,并且要经常吃豆制品。每一营养食品组内食物不仅品种要经常翻新,而且数目也要丰富。一般来说,每日摄入食物品种宜保持在 15～20 种,要提倡吃得杂一些,广一些。菜肴避免单一品种,荤素肉丸(肉糜、土豆及胡萝卜)、罗宋汤(牛肉、洋葱、卷心菜、土豆、胡萝卜、番茄酱)、杂烩、炒三丝、豆面条、豆米饭、酸奶拌水果都不失为较好的菜谱组成。

摄入有关富含特殊营养成分的食品

每周要安排 1～2 次,摄入一些富含特殊营养成分的食品,如肝脏、海带或紫菜。也可以安排摄入一些硬果类如核桃、瓜子、花生等食品,这些食物含有丰富的铁、碘、锌、维生素 A、B_1、B_2、B_{12},以及必需脂肪酸等。

要学会制作多样化的菜肴

要落实食物多样化,每个家庭都必须学会制作多样化菜肴的技能。过去不少家庭习惯于单打一的菜肴制作,例如炒青菜、红烧排骨、蒸蛋羹等,这样就影响全面营养素的摄取。我们知道人体所需的必需营养素有 40 多种,吃得杂一些,每天的食物总数才能达到多样化的要求,营养相对就比较全面。

要会选择多样化的吃饭形式

讲营养也须讲究吃得香、吃得美,在获得全面均衡营养的同时,也享受生活的乐趣。吃饭的形式要多样。饭菜汤的形式较为常见。有时可以变化形式,如吃盖浇饭,也可吃馄饨、饺子、煎薄饼夹炒五丝,喝绿豆米仁稀饭,在夏天不失为一顿凉爽的美食。冬天的咸肉菜饭、荤素烩面条,热气腾腾,吃得一家人全身温暖舒服。面食的形式也很多,汤面、拌面、炒面、烩面、刀切面、猫耳朵、面疙瘩、面片、肉包、菜包、豆沙包、煎饼、烙馍等。多样化的形式,加上多样化的菜肴,给我们的生活增添了许多快乐,给我们的身体增添了营养。食而有趣、有味、有营养,健康就有了保证。

落实食物均衡性原则必须
遵按比例吃的方法

各营养性食品的每日推荐量

食物均衡性原则是平衡膳食四大组织原则之二,主要解决膳食营养"量"的难题,可以通过按比例供应各营养性食品组食品来达到这个目的。如不按比例吃,膳食结构的平衡就被打破,身体就得不到平衡营养,健康就无保障。现将各组食物推荐量介绍如下,其适用年龄范围为2～18岁,成人一般为推荐的最高量。

▮▶ 粮食组

每人每天为150～500克。膳食应以谷类为主,注意细粮与粗杂粮搭配吃,要增加全麦面包、麦片、玉米、高粱、干豆类及薯类的摄入量,粮豆之比约为10:1,粮豆搭配吃可提高蛋白质的利用率。粗粮摄入量不宜过高,过多的膳食纤维会影响某些营养素如钙、铁及锌等的吸收。不吃饭或少吃饭,营养一定是不合理的。主食中的碳水化合物除了供给热能外,还有保肝解毒的重要生理功能。鉴于目前主食的摄入量普遍降低,但成人每天最少摄入量也不应低于200～250克。否则,碳水化合物的供能很难达到全天总能量的55%～65%。

▮▶ 蔬菜组

每人每天为100～500克。其中1/3至1/2量应为绿色或深绿色蔬菜,也包括红色蔬菜在内。注意蔬菜量一定要大于荤菜量。要以增加食物的花色品种,及合理的烹调来提高蔬菜摄入量,但过多也不宜。蔬菜和水果是碱性食品,是保证我们内环境呈微碱性的重要食材。不管有多少条不爱吃的理由,其结果是拿自己的健康来说事,到头来受害的一定还是自己。

▮▶ 水果组

每人每天75～200克。吃水果可从早上开始,蔬菜水果不可互相替换,要搭配吃。

▶ 动物性食品组

每人每天禽畜鱼肉类为 85～150 克。禽肉畜肉河鲜海鲜要轮换地吃,猪肉含脂肪较高,可适当增加水产品及禽类摄入而减少猪肉量。动物内脏要适量吃。每人每天蛋类为 50 克,患高血压、高血脂者一周可吃 3～4 个。

▶ 奶及奶制品、豆奶及大豆制品组

每人每天鲜牛奶为 200～400 克(相当于奶粉 28～56 克)。不爱喝或喝了肠胃道不适者可试用酸奶或其他奶制品,或改喝豆奶。豆制品(如豆腐干)每人每天为 25～50 克。

▶ 油脂和糖组

每人每天油脂为 10～25 克,糖类为 10～30 克,食盐为 2～6 克,菜肴宜淡不宜咸。

上述各组食物的推荐摄入量一般是指食物的生重。读者掌握各组食品的数量后,还要注意食品组间的合理搭配:主副食搭配,荤素菜搭配,动植物蛋白搭配(要提倡多吃豆制品),蔬菜与水果搭配。讲究搭配不仅使营养均衡,而且容易落实多样化,使生活丰富多彩。

矫正不良饮食行为的步骤

挑食、偏食是破坏按比例吃原则的最大障碍。其原因主要与个人的食物取向直接有关。如果不爱吃蔬菜或不爱吃荤菜都破坏了荤素合理搭配;不爱喝奶、不爱吃水果、不爱吃豆制品都会造成膳食结构的不合理。有些人养成了一些不健康的嗜好,如有的人特别喜欢吃肉皮,有的人嗜好喝酒、抽烟,反而对饭菜不太感兴趣。这些不良饮食习惯一旦养成,要矫正就不是一件容易的事情。

一个不良行为的矫正或转变可分为五个阶段,不同阶段有不同的因素或措施来促进行为转变。这 5 个阶段分别是:

(1) 没有准备阶段:处于这一阶段的人对行为转变毫无思想准备,他们不知道或不意识到自己存在不健康行为的危害,对于行为转变没有兴趣。

(2) 犹豫不决阶段:人们开始意识到问题的存在及其严重性,考虑要转变自

已的行为,但仍犹豫不决,如肥胖者虽认识到肥胖对健康的影响,但对如何控制体重束手无策,无法真正落实。

(3)准备阶段:开始作出行为转变的承诺,向朋友和亲属宣布行为转变的决定,建立一定能够成功的信念,并有所行动。如咨询有关转变行为的事宜,购买自我帮助的书籍,制定行为转变时间表等。

(4)行动阶段:已经开始采取行动。值得注意的是许多人在行为转变过程中没有计划和具体目标,或不能克服困难,往往导致行动失败。

(5)维持阶段:已经取得行为转变的成果并加以巩固。在这一阶段要得到本人的长期承诺,并密切监测,防止复发。许多人取得行为转变成功之后,往往会复发。复发常见原因是过于自信、经不起引诱、精神或情绪困扰、自暴自弃等。

凡事开头难。讲营养的一个重要前提是:要用脑子管着嘴。事实上,用嘴巴管着脑子的大有人在。矫正不良饮食习惯就是要用脑子支配行动,倘若脑子没有清醒地认识到不良嗜好会严重影响健康,就会使矫正行动迟迟不能启动,一直处于没有准备阶段。不少人满足于适口而珍,对不健康饮食行为或不良嗜好安之若素。殊不知许多疾病正悄悄地侵袭和吞噬着健康的机体,小毛小病渐渐转变为大病,生活质量就会大受影响,健康正渐渐远离而去。千万不要吃了亏才知后悔。为了健康,立即进入准备阶段,是硬道理。

落实食物适量原则必须掌握
节俭摄入高能量食物的方法

食物适量原则是平衡膳食四大组织原则之三,该原则主要强调避免在总膳食中摄入过多与一些疾病有关的成分如油脂和糖类等。要挑选低脂肪、低饱和脂肪酸和低胆固醇膳食,用糖适量,用盐(钠盐)也要适量。

适量摄入高能量食物的方法

西方国家"三高一低"膳食模式即高蛋白、高脂肪、高热能和低膳食纤维膳食模式,可导致现代富裕性疾病如冠心病、肥胖病、高血压病、糖尿病和某些癌症的高发。因此,节俭地摄入高能量食物对维持健康体重、预防现代慢性病具有重要的现实意义。在实际生活中如何操作呢? 请参考以下的建议:

（1）在烹调时要少用油脂,应以植物油为主,少吃重油或油炸食品,动物性食物摄入量要适当,菜肴不要太油腻,不要经常吃洋快餐。

（2）挑选鱼肉、瘦肉,少吃肥肉和含饱和脂肪酸较多的荤油。

（3）家禽的皮最好少吃或不吃。

（4）控制动物内脏或蛋黄摄入量,可减少胆固醇的摄入。每人每天胆固醇摄入量应小于 300 毫克。

（5）节制食糖用量,控制糖和油脂含量高的巧克力、冰淇淋、甜食、蜂蜜、糖果、奶油蛋糕等的摄入总量。

（6）控制充气饮料及含糖果汁的摄入总量,不能用饮料代替饮水。

（7）适量用盐,每天平均 5 克食盐。菜肴宜清淡少盐。膳食钠的来源除食盐以外,还来自食物本身,尤其像海产品、动物内脏、酱制食品、腌制食品及调味品如酱油、味精等含钠较多。如果菜肴中有腌制品或用酱类加工,添加食盐的量要减少。

（8）酒也是一种高能量的食品。啤酒是液体面包,多吃会长胖。酒精的化学名称叫乙醇,乙醇对人体的肝脏有直接的损害作用,可以引起酒精性脂肪肝,严重时可导致肝硬化。相当多喝酒的人喝酒后不吃饭,由于淀粉具有保肝解毒的功能,不吃饭的话肝脏损害很大。

几种典型垃圾食品的控制

▶ 充气饮料

充气饮料是一种含糖量甚高的食物。一小罐饮料 355 毫升中含 39 克白糖,1.5 升装的则为 120 克白糖。经常饮用,或用以替代饮水,无疑是在制造肥胖。它是一种没有营养的高能量物质,由于其所含的化学成分,可导致体内大量钙铁锌的流失,促使贫血、缺锌和骨质疏松的发生。家庭不要经常购买,买后不能直接放入冰箱,想喝时再冰,这样虽然麻烦,但可控制摄入量。

▶ 洋快餐

洋快餐有特殊香味。炸鸡块、炸鸡腿有一定的诱惑力。但它不仅使食物的结构不健康,是"三高一低"的典型;而且,由于鸡是热性食物,炸鸡是热上加热,可使人内热加重、口气重、便秘、脸上发痘,使机体处于容易生病的状态。说它是垃圾食品一点也不为过。多吃垃圾食品,身体就变成垃圾桶。

▌▶ 方便面

方便面是使用棕榈油炸的。这是一种饱和脂肪酸,对人体健康不利。而且,在高温油中会产生一种有害的毒素叫丙烯酰胺。反复炸的油脂也会氧化,损害人体组织的细胞膜。因此,方便面不可常吃、多吃。偶然想吃,一定要吃过汤面,就是用开水先泡过两次,使不好的油质弃去后再吃。方便面的调味包含有较多的味精和盐,一次半包即可,理想的方法是自己做汤,再加些黑木耳、青菜。

▌▶ 休闲食品

休闲食品口味好,质地脆、有香味,非常有吸引力,是看电视、聊天、朋友聚会、哄孩子的最佳选择。岂不知,这类食品大多是由面粉、味精、盐、香料、油脂所组成。对人体健康并无益处。能量高,盐又多,可能造成肥胖,或诱发高血压,最好是少吃。膨化食品也是这一类食品,要控制吃。

落实食物个体化原则必须
依据本人的具体情况

个体化原则是平衡膳食四大组织原则之四,该原则主要以传统祖国医学及饮食文化为其理论基础,以辩证统一观点为其准则,科学地对"食物既可养人又可伤人"的两面性提出相应对策。

食物天然属性、季节变换、烹调方法应与摄食者体质相一致

传统的中国饮食文化告诉我们,食物的天然属性可以分温、热、寒、凉、平。不同体质的人应选择与自己体质相宜的食物,可见下表。内热重的人应多选平性或寒凉性的食物,如脾胃虚寒的人应多选温热或平性的食物。同样,夏季宜选

平性或寒凉性食物,冬季宜选温热性或平性食物。烹调方法中如果选用葱、姜、大蒜、大蒜叶,或各种调料如大小茴香、肉桂、花椒、良姜、辣椒类、胡椒类,以及料酒等都可能不同程度改变凉性食物的性质,在烹调时要予以考虑。食物加工如采用炖、烤、烩、炸、烧、煨等方法时,也可能改变食物性质,使之变得温热。摄食者宜根据个人实际体质情况,动态地调配不同属性食物,及选择合理的烹调方法,力求克服饮食不节对健康产生的负面影响,做到天—物—人三者的辩证统一。

体质状况判断表

体 质	体 质 状 况	
	热	凉
舌苔和舌质	红或深红 黄苔或无苔	苍白 湿润或白苔
饮水情况	口渴或喜欢喝水	喜喝热水或不喜欢喝水
粪 便	便秘或/和大便干硬	大便松软、不成形和/或有时腹泻
尿	尿色深和/或尿少	尿色浅或/和多尿
其 他	口苦,口臭或口腔溃疡,怕热。如果吃了过多热性食物,上述症状会明显或加重。	怕冷。如果吃了过多凉性食物,上述症状会明显或加重。

膳食的食物结构及食量应与摄入者的身体活动相一致

进食量与身体活动是控制体重的两个主要因素。食物提供人体能量,身体活动消耗能量。如果进食量过大而活动量不足,多余的能量就会在体内以脂肪的形式积存即增加体重。在进食量相似的情况下,所摄食物的结构不同,如摄入含脂肪量较高食物,所得能量较高,反之亦然。一般而言,上午和下午的工作学习任务和活动量较重,因此要强调吃好早餐和吃饱午餐。晚餐离开睡眠时间较短,就不应吃得太多太饱。一般来说,早餐要吃好,午餐要吃饱,晚餐要吃少。能量的全天分配以早餐:中餐:晚餐为30%:40%:30%较为适宜。

与上述情况相反,有些女子为了保持体态苗条而盲目节食,或拒绝吃含脂较高的食品,有时连一丁点肥肉也不吃,由于能量不足引起消瘦,不仅影响学习,而且会降低机体免疫功能。因此,要保持膳食的食物结构及食量与摄入者身体活动相平衡。

膳食的食物结构及食量应与摄入者当前营养状况相一致

就一般健康者而言,推荐的三大物质供能的比例为:蛋白质占总热能的10%~15%,脂肪占25%~30%,碳水化合物占55%~65%。根据这个比例以及其他营养素的要求,《中国居民膳食指南》相应提出了每天应摄入粮食、动物性食品、蔬菜、水果、牛奶等的摄入量。但目前学生中两极分化现象十分明显,肥胖和消瘦的发生率较高,而成年人中主要是超重与肥胖问题。个体化原则强调膳食的食物结构及食量应与摄入者目前营养状况相一致。具体来说,体重异常者应该根据目前体重是偏高还是偏低,以及偏离正常体重的程度来决定食量大小,以及食物的结构。体重过高或过低都是不健康的表现,因此,要将偏离的体重恢复正常,必须根据目前的营养状况区分对待。偏胖的要控制摄入量,食量要减少,要少吃油腻和糖等高能量的食品,多参加身体活动,纠正挑食、偏食和贪吃零食的不良饮食习惯。偏瘦的也要适当增加进食量和油脂的摄入量,以维持适宜的体重。

如何来看"中国城市居民
食品指南金碗图"?

与"中国居民平衡膳食宝塔"一样,金碗图是根据国内外有关食品指南的基本思想,结合编者本人的研究心得,笔者在20世纪末设计完成了此金饭碗食品指南图,并在2000年奥地利维也纳召开的第十七届国际营养大会上作了介绍,首次提出了平衡膳食组织原则及其实施方法,系统阐述了具有我国传统饮食文化特点,又与现代营养知识相结合的平衡膳食思想。其中个体化原则,是最早在国际上阐述饮食具有个体性质的重要思想。在金碗图上完整地表达出平衡膳食的四条原则,除了在金碗图上体现出食品组的分类及比例大小外,以及在碗底表示对高能量食物的节俭原则外,还在碗图上以三种不同色彩直观地表达出食物的不同冷暖性质,是个体必须遵循的重要个体化原则。图上的文字说明提示各个食品组食物的重量,从金碗图上可以清楚地看到5个保护性食品组:碗体顶部为粮食组,所占比例最大,提示它们是膳食中能量的主要来源;碗体第二层为蔬菜组(图的左侧)和水果组(图的右侧),左侧所占比例较大,提示蔬菜、水果是两个食品组,不能互相替换,而且蔬菜量要大于水果量;碗体第三层中间平分,左侧为动物性食品组,包括肉禽鱼蛋虾海鲜及动物内脏等,右侧为奶及奶制品、豆奶及大豆制品组,是天然钙质的良好来源。金碗图指导读者安排好家庭一日三餐,让城市居民从平衡膳食中获得合理营养,促进健康。

碗底是高能量食品组,绘有三种符号:圆形代表油脂,三角形代表糖,小黑点代表食盐,该组食品要节俭食用。

中国城市居民食品指南金碗图
(适合 2～18 岁及健康成人)

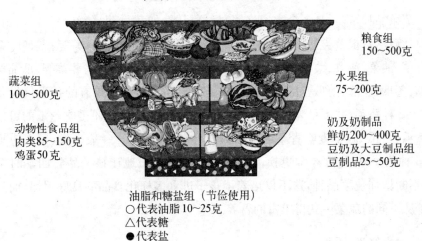

粮食组
150～500克

蔬菜组
100～500克

水果组
75～200克

动物性食品组
肉类85～150克
鸡蛋50克

奶及奶制品
鲜奶200～400克
豆奶及大豆制品组
豆制品25～50克

油脂和糖盐组(节俭使用)
○代表油脂10～25克
△代表糖
●代表盐

不良饮食行为的表现
及其矫正措施

不良的饮食行为在儿童营养不良与肥胖流行中起着重要的作用。主要可分为两大类,一类是不爱吃健康食品,另一类是嗜好吃不健康的食品。家长要懂得矫正不良饮食行为的管理的策略,并且掌握每一种不良行为的具体对策,也就是要有具体的措施。要注意发现儿童的个体化特征。找出其危险行为,依此为目标,才能获得满意效果。

不爱吃蔬菜怎么办

孩子不爱吃蔬菜一般都有原因。有的是由于蔬菜本身的问题,如菜太老孩子咬不碎,或菜有怪味,或口味不佳,孩子不喜欢吃;还有的是家庭或父母的问题,如家庭所选蔬菜品种有限,或父母自己不爱吃蔬菜,或父母无意中对某些蔬菜发表了不恰当的意见等。要解决孩子不爱吃蔬菜的问题,必须对上述原因逐一予以排除。具体做法上可分三方面,现介绍如下。

▶ 扩大蔬菜品种

蔬菜品种繁多,是一个大家庭,包括鲜豆类,如黄豆芽、绿豆芽、豇豆、扁豆、毛豆、豌豆等;根茎类如土豆、胡萝卜、白萝卜、藕、山药、芋头、笋等;茎、叶、花类如青菜、油菜、菠菜、菜花、大白菜、小白菜、芹菜、芦笋、塌棵菜、荠菜等;瓜茄类如黄瓜、冬瓜、丝瓜、南瓜、灯笼椒、西葫芦、茄子、番茄等。如果有的孩子仅仅是不吃1~2种蔬菜,并不足为怪,完全可以更换同类的蔬菜,如不爱吃丝瓜的可以改吃黄瓜、冬瓜等,不爱吃青菜的可以改吃荠菜、菠菜等。一般来说,每天应提供3~5种蔬菜,并注意经常更换品种。父母要有意识地让孩子品尝四季时鲜蔬菜,不断增加蔬菜品种,这不仅培养了孩子进食多样化食品的良好习惯,而且让孩子从不同的蔬菜中获得丰富的营养。

▶ 讲究烹调方法

讲究合理的蔬菜烹调方法,对不爱吃蔬菜的孩子来说尤其重要,合理烹调的宗旨是要保持蔬菜特有的色泽明丽和鲜嫩生脆的特点,以吸引孩子的喜欢。基本方法大致有以下几种。

(1) **余法**:将一些蔬菜洗净后,放入已煮开的水中煮数分钟,捞出后根据口味做成咸鲜味、糖醋味等。这种方法能保持蔬菜的嫩脆特点。另外,水余过的青菜或荠菜还可以用作包馄饨或饺子的馅料,一般孩子都可接受。

(2) **荤素合一法**:有些孩子不喜欢胡萝卜的气味,可将胡萝卜与肉一起煮,不仅味道好,而且利于胡萝卜素的吸收。将肉糜与土豆泥胡萝卜泥混匀后制成肉丸子,也是好办法,并且可以做成红烧味,颇受孩子喜欢。将水余过的青菜与红烧肉一起煮,萝卜与羊肉一起煮,都是好吃的菜肴。

▌▶ 父母要以身作则

如果父母挑食偏食，常常可以影响到孩子，因此父母要克服挑食偏食的习惯，带头吃多样化食品。父母要有意识地扩大家庭菜谱范围，并经常引入新的蔬菜品种，如绿花菜、芦笋、生菜、紫色卷心菜、樱桃番茄等。在餐桌上父母要讲解多吃蔬菜的好处，同时还应注意不要随口批评某某蔬菜不好吃，因为孩子尚未具备独立判断的能力，父母的话常常成为他们选择菜肴的依据。父母要经常鼓励孩子尝尝不同品种的蔬菜，对他们良好的饮食行为要予以肯定或表扬，这对纠正孩子不良饮食习惯大有帮助。

综上所述，要让不爱吃蔬菜的孩子喜欢吃蔬菜，并不是一件难事，因为蔬菜本身是非常美味可口的食品，只要父母有耐心，能针对孩子问题所在采取合理的措施，一定会得到满意效果。

不爱吃荤菜怎么办

健康饮食，尽管应以全天然的素食为主，但仍应以适量动物性食品为辅，才能获得全面与均衡的营养。对于某些孩子，如爱吃甜食、喝大量软饮料、吃大量膨化食品所导致的肥胖，其蛋白质摄入也可能存在不足。因此有必要在此介绍。不爱吃荤菜的孩子大致有三种原因，其一是食欲差，一见油腻的菜肴就反胃，其二是嫌猪肉、牛肉咬不烂、塞牙，其三是受家庭的影响。因此，在具体操作上，应对孩子的具体表现采取相应的措施。

▌▶ 改善孩子的肠胃功能，提高荤菜的烹调技巧

食欲不好的孩子可以服用中成药或汤药来改善孩子的肠胃功能，如参苓白术散、四君子汤、消化合剂等，也可以补充适量B族维生素或锌制剂等。一些药食同源的食品对改善肠胃功能也有一定效果，如新鲜山药、米仁、白扁豆、红枣等。加工荤菜时，要注意不要太油腻，肉汤要撇去浮油，肥肉不要入菜，加工时要用葱、姜、料酒去腥。新鲜大蒜切成小米粒大在油锅中炸香，炒其他菜肴时加一点不仅可以使菜肴生香，而且还能促进食欲。洋葱煸软煸烂后再与排骨或牛肉一起做菜，也有类似效果。菜肴加工时要注意有荤有素，口味上以红烧、茄汁、糖醋等浓味菜肴较为受孩子喜欢。

▌▶ 改变肉类的加工方法,常可使肉质变得鲜嫩可口

例如,采用熘肉片(猪肉或鸡肉片)和汆肉片的方法加工的肉类,其质地鲜嫩,常可引得嫌肉老塞牙的孩子的喜欢。红烧肉烧好后再隔水蒸一个多小时,常可使瘦肉变得松软;罗宋汤里的牛肉先煮烂,然后再加胡萝卜、土豆、卷心菜、番茄酱,都很适合孩子吃。菜肉馄饨或饺子、萝卜煨肉等,也都是荤素合一加工方法的好例子。

▌▶ 父母以身作则带头吃多样化食品,对改变孩子的饮食行为有重要意义

有些父母自己就不爱吃荤菜,而且经常发表一些不爱吃荤的理由,或者在餐桌上无意识地批评荤菜,常常会潜移默化地影响孩子对菜肴的取舍。动物性食品可以提供大量蛋白质、维生素和矿物质,对孩子的健康生长发育是必不可少的。父母要注意自己的行为,避免给孩子带来负面影响。父母的带头以及对孩子的鼓励与表扬,对促使孩子养成良好饮食习惯有着不可估量的作用。

不爱喝牛奶怎么办

牛奶提供大量的天然钙质,是孩子生长发育必要的营养素,孩子不爱喝牛奶常见原因有两个,其一是嫌牛奶不好喝;其二是喝了牛奶肠胃不舒服,甚至腹泻。父母可根据自己孩子的具体情况采取相应措施。

(1)有些孩子嫌牛奶颜色单调,且无浓郁香味,常常不喜爱喝。父母有时采取强制手段,更引起孩子的反感。其实父母可以在牛奶中添加一些有颜色和香味的食品,如可可粉(加入冷牛奶中煮沸后吃更香)或阿华田等,可为牛奶增色增香并引起孩子兴趣,也可以改吃酸奶。春夏秋三季,酸奶拌水果不失为一道美味可口的餐后点心,其做法是将各种水果去皮洗净后切成小块,如苹果、梨、瓜类、香蕉、猕猴桃、橘子、草莓等均可,加入酸奶后拌匀即可食用。

(2)有些孩子可能有乳糖不耐症,他们的肠道内缺乏乳糖酶,因此对牛奶中的乳糖不能分解,乳糖在肠内被细菌分解产生乳酸、二氧化碳和水,会产生腹胀、腹痛、腹泻等不适。除了反应特别严重的孩子可改吃豆浆或豆奶粉外,一般可以先喝少量牛奶,适应后再逐渐增加奶量,也可以改喝酸奶,因为酸奶中部分乳糖已转化成乳酸。牛奶的天然属性是寒凉的,对肠胃道功能较虚弱的孩子来说,不宜吃刚从冰箱内取出的冷牛奶,以热饮为好。餐后吃比空腹吃好一些。即使在

夏天，也应预先从冰箱中取出牛奶或酸奶，待升至室温时再吃为好。

此外要提醒父母注意，不要把奶饮料与酸奶混为一谈。奶饮料实际上属于饮料一类，其营养价值不高，其蛋白质含量仅为 1％左右，一般牛奶则为 3％，而且添加了碳酸钙的奶饮料会中和孩子的胃酸，常可导致食欲不振。

不吃水果怎么办

有些父母以为自己的孩子不爱吃水果，其实这并不完全符合实际情况，有些孩子可能不爱吃苹果或香蕉，但并不排除葡萄、草莓、橘子、西瓜等汁多味美的水果，甚至还喜欢喝新鲜果汁如橙汁等，有些孩子可能在某一段时间内对水果不感兴趣，尤其是父母把水果的品种仅仅局限于苹果或香蕉之类时。事实上，真正不爱吃水果的孩子并不多见。因此父母在得出孩子不爱吃水果这样的结论之前，首先应该自问："是否供应水果的品种太少？""供应水果的品种是否符合孩子的口味？"如果父母能及时纠正在供应孩子水果方面的局限性，那么可以相信水果将成为许多孩子心目中最喜爱的食品之一。

父母还可以考虑把水果做成菜肴，如水果色拉、拔丝苹果、卡夫酱拌草莓、牛奶香蕉片、水果羹等，也可自制草莓酱、苹果酱。酸奶拌水果是多数孩子喜欢的一道餐后食品。一些脾胃功能较差的孩子，可以请中西医先改善肠胃功能，并且选择中性或偏热性的水果，例如温热性的有桃、橘子、荔枝（均不宜多食）等，中性的有苹果，或者选择多种水果，洗净后切片与酸奶拌食。

不吃鸡蛋怎么办

蛋类食品有很高的营养价值。一般家长都从小就给孩子吃鸡蛋。但令家长烦恼的是，有的孩子不爱吃鸡蛋，有的孩子只吃蛋白或只吃蛋黄。家长们听之任之，认为只要孩子肯吃就行，管它是蛋白还是蛋黄。其实蛋白与蛋黄的营养价值是不同的。蛋黄含有丰富的卵黄磷蛋白，是全价蛋白，消化率很高，钙、磷、铁、钾、镁等矿物质含量高于蛋白，鸡蛋的脂肪、维生素 A、维生素 D、维生素 E 和 B 族维生素绝大多数存在于蛋黄，且蛋黄中的脂肪呈液态，易被人体吸收利用，蛋黄中的卵磷脂和胆固醇含量也较高。但是蛋白也有蛋黄中没有的成分，如卵蛋白，是一种消化率很高的全价蛋白。因此，除了刚刚添加辅食的婴儿只吃蛋黄外，半岁以后的孩子应蛋黄、蛋白都吃。

孩子不吃蛋或只吃部分的原因通常有两个,一是父母很少改变烹调方式,天天吃同样的白煮蛋,使孩子对鸡蛋产生厌恶;二是白煮蛋的蛋黄较干且缺乏滋味,或蛋白没有味道。解决的办法是经常改变烹调方法,并让蛋变得有好滋味。有一些菜式可帮助家长让孩子蛋白蛋黄都吃。例如,① 鸡蛋打碎后适量加水和盐蒸成蛋羹;② 炒鸡蛋或煎鸡蛋夹面包;③ 白煮蛋去壳后,在蛋白上划三四个口,与肉一起红烧,使肉汤渗到蛋黄中,增加蛋黄的味道;④ 虎皮蛋或茶叶蛋;⑤ 炒鸡蛋加上其他配料,如西红柿、蘑菇、豌豆、银鱼或虾仁等都可炒蛋;⑥ 蛋花汤,如紫菜虾皮、丝瓜豆腐、榨菜、鸡毛菜、番茄等都可。此外,还可自制牛奶鸡蛋煎饼、葡萄干或蜜饯鸡蛋糕。

喜欢吃洋快餐怎么办

洋快餐是高能量、高脂肪、高蛋白、低碳水化合物和低膳食纤维的食品。作为家长,并不能强制孩子远离快餐食品,因为孩子的好奇心和逆反心理都比较重,家长越是禁止,其欲望就会越大,一旦约束放松了或是家长不在孩子身边时,他们就会趁机暴食一番,从而对机体造成更加恶劣的影响。实际上,如果能保证日常饮食的营养性、低糖和低脂肪性,每月偶然去 1~2 次快餐店也是可以允许的。但要千万注意要告诫孩子洋快餐是一种不太健康的食品,不能常吃;不要用洋快餐来奖励孩子;不要把洋快餐店作为孩子生日或家庭聚会的固定场所;要注意选择适合孩子的洋快餐份额。

在进入快餐店就餐时,我们首先应该选择营养搭配较为合理的套餐,也就是三大营养素比例合适的套餐,一般碳水化合物应占总能量的 50%～60%,蛋白质占总能量的 10%～15%,脂肪应占总能量的 25%～30%。建议家长在快餐店赠送的免费资料里寻找有关信息,如果没有的话,也可以向快餐店的负责人提出要求。如果我们没有找到合适的套餐,那就自己来搭配吧。这样虽然价钱会比套餐贵一些,但是为了你和孩子的健康,也是值得的。

(1) 尽量选择非油炸食品。如果你已经点了一份炸鸡翅的汉堡包,就不应该再点一份其他的炸鸡块、炸鱼或炸薯条。

(2) 有些快餐店里供应蔬菜色拉,或其他蔬菜产品,虽然它们不包含在套餐里,你也应该为每个人点一份。

(3) 在挑选饮料或冷饮时,要选择糖分低的,或者点一杯牛奶或柠檬茶,按口味自己加糖。

（4）吃快餐时应留有余地，回家可再吃一些水果来平衡膳食结构。

喜吃油炸食品怎么办

有一个基本的原则，家长要许可孩子品尝各种美味的食品，其中包括一些高糖、高脂肪的高能量食品或饮料。因为生活是美好的，我们没有剥夺孩子吃美味食品的权利。但并不是说家长可以放弃管理。重要的是家长要做好控制孩子摄入这些食品的数量和次数。不要一味宠爱孩子，满足孩子所有的食物愿望，孩子一旦养成了不良嗜好要改也难。油炸食品一周可提供一次，也可以两周一次。每次的数量不要太多，并与清淡的蔬菜搭配，使能量需求符合营养学要求。安排吃油炸食品最好不要有规律。尤其不要拿油炸食品作为奖励孩子的手段。

油炸食品中也包括蔬菜，如炸薯条、油炸面裹烧茄子、油炸面裹洋葱圈等，此类食品也不能多吃。另外，炒面类，煎饺子或馄饨含油较多，不宜多吃、常吃。

喜欢吃零食怎么办

贪吃零食的孩子往往不好好吃饭，影响机体得到全面营养。但是也不能硬性地反对吃零食，这样会使孩子的生活失去很多乐趣，对于孩子吃零食应该正确地引导，那么我们应该怎么做呢？

（1）我们不是一概反对吃零食，反对的是贪吃零食，及因吃零食而影响正餐的食欲，不好好吃饭。所谓贪吃，就是指吃得量太多，吃无定时，吃无选择。

（2）要选择吃合适的零食。一般来说，坚果类食品对孩子的脑神经发育有益，但不能多吃，因为坚果含油脂较高。另外，零食必须是卫生的、安全无害的、容易消化的，凡是摊头食品、含色素的食品、不符合食品卫生法的食品等，都不要买来吃。

（3）要控制吃零食的总量。一般来说，零食以少量为好，如一小碟核桃、花生或瓜子等，少量蜜饯如杏脯、桃脯、山楂、陈皮等，肥胖儿童要少吃或不吃太甜的食品。

（4）要掌握吃零食的合适时间。餐前、餐后半小时左右，或晚餐后看电视时，或在吃点心时同时吃，总的讲，以不影响吃正餐为前提。

喜欢喝饮料怎么办

含糖充气饮料供应量的上升与童年期肥胖流行有密切联系。喝惯此类饮料的孩子常常会出现成瘾性,往往每天都要喝,不喝会坐立不安。由于此类饮料含糖量高,喝多了能量就超标,是产生超重或肥胖的重要原因。虽然含糖新鲜果汁有一定营养,但也不宜多喝。此类饮料在家中不要常备,不要吃完就买,冰箱里也不要常放,孩子不能随意就喝。可以在周末和节假日适量提供一些。家长要注意,不要禁止孩子品尝这些食品,关键是控制这些食品的供应量,在供应时要告诉孩子多喝这种空营养素饮料对健康的负面影响,要经常给孩子打"预防针"。如是超重和肥胖孩子,可以提供同类的无糖饮料。

饮料是孩子喜欢的一类食品,尤其是天气炎热的季节。家庭自制饮料是一个好办法,建议如下:

(1)购买榨汁机,自己动手榨果汁,如橙汁、猕猴桃汁、番茄汁、黄瓜汁、西瓜汁等,但最好现榨现吃,不要存放过久以免孳生细菌。

(2)用刚刚榨出的柠檬汁或橙汁作底物,然后在其中加入少量蜂蜜,搅拌均匀后放入冰箱。

(3)夏天时做一些绿豆百合汤,放在冰箱里,既解渴又清凉。也可以用菊花、大麦或草决明泡茶喝。

(4)在家里准备足够的矿泉水,或凉白开,以备孩子们口渴时饮用。在孩子外出或上学时,也应该为他们准备一些矿泉水,或者是杯子,一般学校里都提供免费的饮用水,这样还可节省开支。

(5)鼓励孩子每天喝2~3杯牛奶。

喜欢吃甜食怎么办

糖果、巧克力、冰淇淋等,是孩子比较喜欢吃的一类食品。喜爱甜食是孩子的一种天性,出生以后如果父母经常供应甜的食品,如加糖的奶粉、糖粥、奶糖、蜜饯等,会促进孩子养成酷爱甜食的习惯。因此父母从小就要注意不要经常购买这类食品,也不要经常提供甜食。

随着孩子的成长,他们味觉也逐步发育成熟。父母要指导孩子品尝食物的天然风味,并提供不同口味的家庭菜肴。家长可以把自己品尝鱼类、肉类、蔬菜、水果的不同味觉告诉孩子,与孩子分享。父母要经常介绍健康食品的好处,并以身作则不挑食偏食,也不嗜好甜食。父母要把多吃甜食的危害告诉孩子。其危害之一就是容易产生能量过剩,体重容易超标。另外,甜食的营养成分较为单纯,又对牙齿的发育不利,容易产生龋齿。父母可以告诉孩子:"甜的东西吃多了会牙齿疼。"这是孩子最容易接受的道理,因为孩子一般都怕疼。为此家庭可以采取以下措施:

(1)家庭不经常供应甜食,并控制甜食数量。

(2)制作甜点时要少加糖,或用糖的代用品如二肽糖(又名健康糖)。

(3)把糖果、巧克力等含糖多的食品放在孩子不易拿到的地方,而把新鲜水果或其他健康食品放在容易拿到的地方。

(4)不要拿甜食来奖励孩子。

家庭饮食行为管理的策略与方法

人性化喂养方法

学习家庭行为管理的策略与方法,从小规范孩子的生活行为,对孩子一辈子健康有益。婴儿从出生开始,每个家庭都要坚持采用人性化喂养,以后逐步形成一整套人性化管理的方法。传统喂养方法的目标主要以宝宝生理健康为宗旨,现代科学喂养的目标则同时关注宝宝的生理和心理健康。前者主要强调要让宝宝吃饱,后者不仅关注吃,而且要让宝宝吃得开心。前者通常采用哄骗式或强制式的喂养方法,后者则需将儿童心理—社会保健的原理,落实在喂养实践之中,使宝宝吃得好、吃得开心。这种科学的方法称之为应答式喂养方法,又称人性化喂养方法。

所谓应答,就是对宝宝进食时的行为表现,喂养人要及时做出相应的回答,同样宝宝也会对喂养人作出的回答,表现出相应的反应。因此在喂养实践中,不应把孩子视为是接受喂养的客体,而应视为一种喂养实践活动中互动的一个整体,视为一种有意义的亲子活动,有爱的交流和爱的传递。喂养人对孩子在喂食时出现的表现与反应,要做出及时、合理的应答。喂养人的正确应答又促使孩子出现良好的表现与反应。而且这种应与答,有机地结合在一起,互动互换,使喂养的过程随时间的推移渐至和谐开心的佳境。

家庭饮食管理从婴幼儿的"五个喂"（如何喂、喂什么、谁来喂、何时喂和何处喂），到学龄前儿童的"四个吃"（如何吃、吃什么、何时吃和何处吃）的演变过程，始终讲究人性化喂养的方法。每个家庭应注意以下要点：

（1）在喂养时要与孩子有目光的接触，并有语言的表扬与鼓励。当孩子表现好的时候，要及时表扬；当孩子做得不够好时，如吃饭慢或把饭菜含在嘴里时，应采用鼓励的语言。要记住对婴幼儿不要采取批评方法，更不应该去总结孩子的缺点，并经常在他人面前抱怨。但应及时向孩子提出合理要求，如不能一边玩一边吃饭。

（2）要敏感地关注孩子吃饱的信号。当孩子吃饱时，如喂食时孩子闭嘴，转过头去，就不应该要求孩子喝完瓶里的剩奶或碗里的剩饭菜。

（3）当发现孩子出现饥饿信号时，要迅速将奶或饭菜准备好，及时供应。

（4）喂养人也可帮助较大的儿童自己吃东西。不要批评孩子自己吃食时弄得有些狼藉，或显得脏兮兮，而应表扬鼓励孩子，夸奖孩子"真能干"，"真是妈妈的好孩子"等。喂养人可以在喂食间歇，给孩子擦一下手或嘴，或换一个干净的围嘴。

（5）慢慢地喂，并且要有耐心，鼓励孩子进食，但不要强迫他们吃。孩子有时学习吃一个新食品，可能要经过 6～8 次的尝试，因此要有耐心，喂养人要有超过 10 次或以上的努力。可以将孩子喜欢的食物与新食品混合在一起喂。喂养人的这种耐心来自对孩子的爱心。

（6）如果发现孩子拒绝许多食品，试着将不同食品混合来喂，注意口味、质地，以及采用不同的鼓励办法。

（7）如果孩子很容易对吃失去兴趣，就应该在进餐时减少娱乐。

（8）要合理安排孩子的餐次。6～8 月龄的孩子应逐步建立一日三餐三点的饮食模式，此时就不应该提供夜奶。

掌握与孩子沟通的语言艺术

与孩子说话要有艺术，方能达到沟通的目的。与孩子沟通实际上是一种早期的教育，因此沟通的目的就是培养孩子良好的生活习惯，包括饮食习惯、卫生习惯、生活作息习惯，也涉及孩子的礼貌、与人交往等方面。语言的沟通是众多沟通手段中重要的一种，应与目光交流、亲切笑容、肌肤触摸、一起活动以及生活照料等紧密结合起来。

（1）和孩子说话要慢，口齿清楚，声调温和亲切，要根据孩子的年龄，用他们能理解的语言来沟通。说话要简单明确,可以多次重复,一定要让孩子明白大人的要求。家长要倾听孩子的说话,要做出确当的反应,要做到互动。

(2)家长要多用鼓励性的语言,夸孩子是任何时候都要提倡的。即使孩子做得不理想,也可以一边夸孩子,一边要求孩子再试。夸孩子是让孩子有自信。夸孩子与向孩子提要求是一件事的两个方面,缺一不可。

(3)不要用命令性或禁止性的语言来管理孩子。不能简单地要求孩子要做什么,不要做什么。例如,宝宝边吃饭边玩的时候,家长不要说"吃饭时不能玩",而是说"宝宝现在要吃饭,吃完饭可以玩"。如果家长认为孩子不该做一件事,应该用孩子听得懂的话来说。例如,孩子睡觉前要吃糖果,家长要告诉孩子:宝宝睡觉前吃糖,虫子就会咬宝宝的牙齿,牙齿会疼。家长可以根据具体情况,恰当地对孩子提出合理建议。在提建议时,家长比较理智的做法是同时提出两个建议,让孩子从中选一。如孩子不爱吃蔬菜,家长可以问:宝宝你喜欢先吃土豆,还是番茄。孩子小,只会从中选择。

(4)用自己提问和自己回答的方式与孩子沟通。2岁左右的孩子就会提问题。家长可以问孩子,为什么宝宝要喝牛奶呢? 宝宝为什么要外出晒太阳? 家长要用最简单的话来回答,如宝宝喝牛奶会长得高高的、宝宝会出牙,宝宝晒太阳身体好、不生病。父母用提问的方式与孩子沟通,可以增加孩子的兴趣,也可促使孩子养成爱提问题的习惯。家长应对孩子提出的问题认真回答,万一一时答不上来,可以告诉宝宝,宝宝的问题提的太好,妈妈要查一下书再回答,千万不可随便答,也不可以忘记答。

(5)不要用话恐吓孩子,这样只会引起孩子胆怯,失去自信。要注意尊重孩子的个性。有时恐吓会起到一时效果,但当孩子明白是假的话,就会不相信家长的话。交流一定要真情流露,语言要亲切友善,在家庭中从小营造平等的氛围有利于孩子养成真诚的性格。

(6)判断语言沟通的成败,关键是能否真正传递爱。顺应孩子不合理的要求,是宠不是爱;强迫孩子吃健康食品,也不是爱。要让孩子在宽松的环境里,学习好习惯,改正不良习惯,在亲子互动中,传递爱的信息,感受爱的温暖。让孩子在爱的氛围中健康成长应是每个家庭的追求。

帮助儿童从小建立良好饮食习惯

孩子的摄食行为是出生后就有的,但是良好的摄食行为并不是天生的,需要从小培养和建立,而且越早越好。家庭在喂养孩子的无数实践中,需要规范孩子的摄食行为,让孩子在家庭的表扬与鼓励声中,逐步纠正不良习惯,而把良好的摄食行为积累和固化起来,并在不知不觉中演变为自己的饮食习惯。帮助孩子从小建立良好的饮食习惯,是保证孩子正常生长发育和身心健康的基础。孩子一旦养成了不良的饮食行为,就会直接影响到摄取合理营养,其不良作用甚至会影响到孩子一生的健康,父母千万不能掉以轻心。培养孩子的良好饮食习惯要注意以下几点:

(1)家庭成员要达成共识:喂养者应经常和家庭中的其他人员一起商讨如何来喂养孩子,科学育儿知识是家庭在喂养孩子方面达成共识的基础,应避免不同的喂养主张来干涉孩子良好饮食习惯的建立,家庭的意见不一致,有时孩子会钻空子,使好的建议无法实施。

(2)要尊重孩子的个性:要充分估计和正确认识孩子在进食行为中表现出的个性,如接受与适应新食物的快慢程度、口味的选择,及对食物的喜爱等,要采取相应的细腻措施,不能把别人的经验生搬硬套,用在自己孩子身上。对年龄小的幼儿不能强制性地喂食,要尊重孩子显示出吃饱的信号。

(3)宜采取表扬与鼓励的方法:在肯定孩子优点的前提下,指出尚存在的不足之处,常常能够取得事半功倍的效果。采取表扬与鼓励的方法,可以调动孩子的积极性,充分体现在现代家庭中的平等思想,孩子虽小也是人,要尊重他的权利。父母要记住,要用好言好语,把一些好的饮食行为变成孩子自己愿意做的事情。如果父母只采取单纯表扬方法,而不把对孩子的要求提出来,鼓励孩子去做去改,也是无效的。

(4)掌握有效的对策:当发现孩子有不良饮食习惯时,可以采用多种方法,循循诱导加以纠正。如在不改变食物内容的前提下,可采用不同的烹调方法,改变菜肴的味道以及选择合适的时间,让孩子重新接受。千万不要采取强迫或哄骗的方法,任何打骂、威胁的手段都是不可取的。但也不能听之任之,认为孩子长大了会自然而然地纠正。孩子的不良饮食习惯主要表现在不爱吃某些食品,如蔬菜、鸡蛋或牛奶等,以及嗜好吃某些食品,如油炸食品、洋快餐、充气饮料或休闲食品等。父母应该学习相关的对策,掌握矫正的必要技能,才能有效地帮助孩子。

(5)父母要以身作则:家庭成员的良好饮食习惯,常常是孩子最好的老师。孩子到了2~3岁后,已有一定的自我意识,如果父母能以身作则带头吃各种食物,孩子就会以父母为榜样,吃多样化的食品。如果孩子偶然出现对某些食品不接受的现象,父母千万不能采取语言来强化。我们常常听到有些家长经常不分场合地说:"我的孩子这也不吃那也不吃。"这样,非但无助于纠正孩子的坏习惯,而且由于暗示性的语言,会给孩子心理上贴上标签,强化孩子挑食偏食的习惯。

帮助孩子学会选择健康科学的食物

为了帮助孩子学会健康选择食物,我们必须做到以下几条:

(1)首先要让孩子知道,饮食的口味绝对不能取代食物的营养价值。要告诫孩子不能认为,凡是好吃的食物就一定是有营养的。一些含糖及脂肪高的食品,虽然好吃好闻,但对健康不利,多吃会长胖,血脂也会出问题,是所谓的垃圾食品。要启发孩子丰富自己的口味感觉,蔬菜、水果也是非常美味的食品,要学会品尝。家长要担负起引导的作用。

(2)不要用食品奖励孩子,尤其不要奖励糖果、巧克力或奶油蛋糕,也不要用外出吃洋快餐来奖励。一些孩子不爱吃菜,家长答应孩子吃完菜给他吃糖,这种做法使孩子误认为菜是不好吃的,糖是好吃的。应该鼓励孩子们在正常就餐时间进食,或者是感到饥饿时才进食,逐渐培养他们的自控能力。长此以往,孩子们就能自觉抵制外界的诱惑。例如闻到食品散发出的美味,看到食品店或超市里摆放的各种美食,不再随便买来就吃。

(3)当电视中播放的食品广告时,可以让孩子走开,或者告诉孩子这些食品对健康没有好处。让孩子对不健康食品有一道心理防线。

(4)家庭要多购买健康的蔬菜和水果,要讲究烹调技巧,做出美味可口的蔬菜。在家里让孩子可以随手取到新鲜的水果和可生吃的蔬菜,要鼓励孩子饿的时候吃这些食品。家长要对孩子的良好饮食习惯给予一定的鼓励,对不良习惯也要耐心帮助孩子克服。

(5)家长的以身作则是孩子养成良好习惯的榜样。家长首先要克服自身不良嗜好,改变经常购买不健康食品的习惯。家长在发表对食品的意见时要谨慎,避免孩子的误解,例如说胡萝卜味道不好吃,或者说菜太老很难吃。

家庭膳食管理方法的基本框架

(1)家长要学习和掌握组织家庭平衡一日三餐的基本原则和方法。

(2)要学会色香味形俱全的菜肴的制作技能。

（3）对挑食偏食的不良饮食习惯，要掌握好对策。

（4）要采取人性化的管理方法，营造愉快用餐的家庭氛围，避免在就餐时教育和训斥孩子。

（5）要采取表扬、鼓励和提要求并举的方法，坚持帮助孩子改正不良饮食习惯。不经常购买和提供不健康食品。不用食品奖励孩子。

（6）家长要以身作则。家庭人员要树立一致的喂养方针。不要宠爱孩子。

（7）如果孩子出现体重问题，可向有关专家咨询。

儿童文明用餐

我国是礼仪之邦，具有悠久的饮食文化传统与美德，文明用餐是人类文明进步的标志之一，是讲究吃的道德，值得提倡。每个家庭都应该从小培养孩子学会文明用餐。如果一个孩子在用餐时"坐无坐相"、"吃无吃相"，或"食无德"，看见桌上自己喜欢的菜肴就大吃特吃，一点也不考虑别人，或者在用餐时随便用手去拿碗里的菜肴，弄得手上脏兮兮的还要到处乱擦，吃剩的骨头不放在自己的碟子里，而是乱吐乱放。这样的孩子谁会喜欢？这种餐桌上的不文明表现，反映了他没有养成尊重他人、照顾他人和不妨碍他人的良好品质。如果不及时纠正，将来长大了到社会上去就难免给他带来许多不利。因此，提倡文明用餐是非常必要的。

家长对自己的孩子负有教育的责任，抓餐桌上的文明礼貌教育，是"寓教于生活"的重要一课。现在有些父母缺乏文明用餐的教育意识，常常对孩子百依百顺，逐渐养成了他们挑食偏食，以及唯我独尊的不良饮食习惯和不文明的个性。年轻父母要深刻地认识餐桌上的不文明行为可能会给孩子带来一辈子的遗憾。有些父母虽然懂得文明用餐的重要性，但由于孩子食欲不佳，因此只要有孩子喜欢吃的菜肴，就全部让给他吃，如果长此以往，就会在孩子幼小的心灵上不知不觉的烙上自私的烙印，以为独占佳肴是理所当然的事情。遇到这种情况，父母可以带孩子去医院，在有关医生的帮助下解决孩子的食欲不振问题，同时进行文明用餐教育。因此，无论孩子发生什么情况，年轻父母都不要放弃对孩子进行吃的教育，应从小培养他们的文明用餐习惯，从每一件小事抓起，从一点一滴中积累。一个在餐桌上有礼貌讲文明的孩子，才能成为受欢迎的人。

思想方面

在思想上要教育孩子懂得尊敬爷爷、奶奶、父母、叔伯等长辈,吃饭要谦让,把好吃的先敬老人,对年老者或行动不便者,应该帮助添饭或倒茶,在餐桌上不要随便打断长辈的谈话。对弟弟、妹妹或小客人要热情款待和爱护,把自己喜欢的菜肴让给他们,对同年龄的孩子也要谦让。千万不要在餐桌上旁若无人,专挑自己喜欢的菜肴吃。餐桌上菜肴不多时,应尽量让他人吃饱吃好。

行为方面

在行为举止上要教育孩子懂得不要影响同桌其他人的进餐。吃要有吃相,在夹取菜肴时不能随意在碗内、盘内翻动选择;没有先与同桌人打招呼就不该把菜立即转到自己面前;对自己中意的菜肴不要摄入过多而不顾及他人;不能用手拿的菜肴不该用手;别人在夹菜时不能急不可待地去争,甚至与别人的筷子相碰;在餐桌上不能随便吐渣;不要边吃边大声说话,以防唾沫乱喷;打喷嚏时要用手纸掩盖口鼻;咳嗽时不要面对餐桌;手弄脏时不能乱擦;不要在餐桌上发出不和谐的响声,如很响的喝汤声、碗碟碰撞声、过大的咀嚼声;要学会用公筷、公匙夹取餐桌上的食物;如自己需要的饮料瓶离自己太远时,要有礼貌地请他人帮助传递;餐毕要与他人打招呼后才离开餐桌等。

语言方面

餐桌上要教育孩子懂得饮食礼仪的语言美。在家庭用餐时,父母的语言要给孩子一个好的榜样,如妈妈经常做饭做菜,爸爸就应该在餐桌上表扬妈妈的烹调手艺,如"今天的菜特别香。"爸爸的言行,表示对妈妈劳动的尊重,孩子在这种良好气氛中不知不觉受到教育。一家人就餐之初可以相互说:"祝您好胃口。"爸爸妈妈给孩子夹菜时,孩子应说"谢谢"。妈妈在厨房里忙碌时,孩子不能自己先吃,应该对妈妈说:"妈妈辛苦了,我等您一起吃。"不做饭菜的人不应在餐桌上指责饭菜的质量,如"小菜一点也不好吃"。孩子更不能因菜不合胃口而推碗离桌,这会使烧菜的人伤心。就餐时孩子可向爸爸妈妈说:"请多吃一点菜。"就餐完毕,孩子应对爸爸妈妈说:"我吃好了,请你们慢用。"对孩子文明用餐的语言教育要从小开始,父母的言传身教是关键。餐桌上一家人沉浸在欢乐的天伦之乐之中,不仅吃得香,而且也利于健康。

仪表仪容

父母要讲究孩子在饮食场合的仪表仪容,要整洁、大方、得体。这不仅是个人的习惯问题,而且关系到对他人的尊重。一般来说,孩子刚运动完毕一身汗时,或在户外活动弄得小手、小脸脏兮兮时,就不应该马上入席吃饭;早晨起床不漱口、不刷牙就不应先吃早餐;不是生病就不要在床上就餐;夏天不要光身子吃饭,尤其是有客人时就更显得不礼貌;去朋友或亲戚家吃饭,要穿着整齐,衣服颜色的搭配要协调,头发要梳理整齐,手指甲要清洁并不能太长;被人宴请时还要注意自己的脸上的表情,即使有其他不高兴的事,也不要流露在脸上,以免被他人误解为对菜肴或主人安排有意见;吃饭时要文质彬彬,客随主便;吃饭时不要摇动桌椅或抖腿,或做出不雅观的动作,如当众剔牙或者挖鼻孔等。

总之,当一个人讲究文明用餐时,他的人品和修养会受到别人的赞赏,反之则会被人批评或指责。年轻的父母,为把您的孩子培养成一个懂得文明用餐的人而努力言传身教吧。

食物的性味及其药膳

食物的寒凉性质与食疗的关系

传统中医知识认为,食物具有不同的温凉属性,一般称为食物的"四气",即食物的"性",指的是寒、热、温、凉。在具体应用上发现有些食物处于温凉之间,可称之为平性。因此,如果简单的归类则可分为3种:即温、凉与平性。中医的一个重要治疗原则,就是"疗寒以热药,疗热以寒药",此原则也可应用于食疗。在平时的饮食中,要根据摄入者自身的体质情况,来选择适合自己体质的食物,例如,内热重的要选寒凉性质的食物;反之则选温热性质的食物。如果弄反了,就会出现火上浇油,或者雪上加霜的结果。在实际生活中,如果缺乏这些知识,经常会出现食物伤人的情况。例如,一个小孩大便干、有口气,甚至口里有溃疡,喂养人却依然经常提供河虾熬粥,结果小孩出现大便秘结,肛门出血,这是由于河虾属热性食物之故。同样有的小孩平时脾胃虚弱,吃梨、西瓜或螃蟹等就会拉肚子,这是由于梨、西瓜或螃蟹均属寒凉性食物之故。

▌▶ 寒凉食物的食疗作用

寒和凉属同一种性质,仅是程度上的差别。寒凉食物具有清热、泻火、清暑、解毒的作用,医学上常用来治疗热证与阳证。凡是表现为面红耳赤、口干口苦、喜欢冷饮、小便短黄、大便干结、舌红苔黄、脉象不稳的病症,均可选用寒凉的食物。

常用食物中属寒性的有:豆豉、马齿苋、苦瓜、莲藕、蟹、空心菜、盐、甘蔗、番茄、柿子、茭白、荸荠、紫菜、海藻、笋、西瓜、香蕉、桑椹、黄瓜、田螺等。

常用的食物中属凉性的有:茄子、萝卜、冬瓜、丝瓜、菠菜、苋菜、芹菜、大麦、绿豆、豆腐、小麦、苹果、梨、枇杷、橙子、菱角、薏苡仁、绿茶、蘑菇、荞麦、鸭蛋等。

▌▶ 温热食物的食疗作用

温与热同属一种性质,都有温阳、散寒的作用,医学上常用来治疗寒症和阴证。凡是表现为面色苍白、口中发淡、怕冷、手足四肢清冷、小便清长、大便稀烂、舌质淡、脉沉迟的病症,均可选用温热食物。

常用食物中属温性的有:刀豆、荠菜、香菜、南瓜、桂圆肉、杏、桃、石榴、乌梅、荔枝、栗子、糯米、大枣、核桃肉、麻雀、鳝鱼、虾、鲢鱼、海参、鸡肉、猪肝、火腿、猫肉等。

常用食物中属热性的有:韭菜、葱、姜、蒜、小茴香、辣椒、羊肉、狗肉、花椒等。

▌▶ 平性食物的食疗作用

平性食物既不偏寒,也不偏热,介乎两者之间,通常具有健脾、开胃、补益的作用,多用于一般病症。由于其性平和,故一般热症和寒症都可配合食用,对于身体虚弱,或久病阴阳亏损,或病症寒热错杂,或内有湿热邪气者,尤为适宜。

常用食物中属平性的有:粳米、黄豆、蚕豆、赤豆、黑大豆、玉米、花生、豌豆、扁豆、黄花菜、香椿、胡萝卜、白菜、莲子、芝麻、葡萄、橄榄、猪肉、鲫鱼、鸽蛋、芡实、鸡蛋、牛奶等。

食物的"五味"与食疗的关系

传统中医知识认为,食物具有不同的味,一般称之为食物的"五味",指的是酸、苦、甘、辛、咸。不同食物的味不同,是食物具有不同功效的基础,也是食疗方选用的重要依据。

《本草备要》记载:"凡酸者能涩能收,苦者能泻能燥能坚,甘者能补能缓,辛者能散能横行,咸者能下能软坚"。药物也有酸、苦、甘、辛、咸五味,分别有收、降、补、散、软的药理疗效,食物的五味也具有同样的功效。了解不同食物所具有的性味,有助于正确选用食疗方中的食物,以达到预期的效果。

著名医家张仲景曾说过:"所食之味,有与病相宜,有与身为害;若得宜则益体,害则成疾。"可见,食物的味还直接影响到机体的健康,这就是食物既可养人又可伤人的道理。

▌▶ 酸味食物的食疗作用

酸味食物有收敛、固涩的作用,可用于治疗出虚汗、泄泻、小便频数、滑精、咳嗽经久不愈以及各种出血病。

酸味固涩容易敛邪,因此感冒出汗、急性肠炎泄泻、咳嗽初起,均当慎食。

常用的属于酸味的食物有:番茄、马齿苋、赤豆、橘子、橄榄、杏、枇杷、桃、山楂、石榴、乌梅、荔枝、葡萄、猫肉等。

▌▶ 苦味食物的食疗作用

苦味食物有清热、泻火、燥湿、解毒的功效。可用于治疗热症、湿症。

苦味清火易泄气,不宜多吃,尤其脾胃虚弱者更宜谨慎。

常用的苦味食物有:苦瓜、茶叶、杏仁、百合、白果、桃仁等。

▌▶ 甘味食物的食疗作用

甘即甜,具有补益、和中、缓和拘急的作用。可用于治疗虚症。如果表现为头晕目眩、少气懒于说话、疲倦乏力、脉虚无力之气虚症的,均可选用牛肉、鸭肉、大枣等;如果表现出身寒怕冷、蜷卧嗜睡之阳虚症,可选用羊肉、虾、麻雀等。

甘能缓急,如出现虚寒腹痛、筋脉拘急时可选用蜂蜜、大枣等。

▌▶ 辛味食物的食疗作用

辛味即辣味,辛味食物具有发散、行气、行血等作用。可用于治疗感冒表征以及寒凝疼痛病症。常用的辛味食物有:姜、葱、大蒜、香菜、洋葱、芹菜、辣椒、花椒、茴香、豆豉、韭菜、酒等。

辛味食物既有属于热性的,也有属于寒性的。如生姜辛而热,适宜于恶风寒、骨节酸痛、鼻塞流清涕、舌苔薄白等风寒感冒病症;豆豉辛而寒,适宜于身热、怕风、寒出、头胀痛、咳嗽痰稠、口干咽痛、舌苔黄等风热病症。

辛味食物大多发散,易伤津液,使用时要防止过量。

▌▶ 咸味食物的食疗作用

咸味食物有软坚、散结、泻下、补益阴血的作用,可用于治疗瘰疬、痰核、痞块、热结便秘、阴血亏虚等病症。在甲状腺瘤的治疗过程中,常配合食用海带及海藻,就是依据"咸以软坚"的理论,以海带、海藻之咸来软化肿块。民间采用食盐炒热,用布包裹,熨脐腹部,治疗寒凝腹痛就是这种原理的实际运用。

各类食物性味表

蔬菜类

名称	性味	功用	应用
青菜	甘、温	清热除烦、解毒利尿	烧汤或炒食、补充维生素C、须急火煸炒
草头	苦、平	清热利湿、利大小肠	捣烂取汁、清热利湿
马兰头	辛、凉	清热解毒、凉血止血	与豆腐干一起食用,有清热凉血功能
菠菜	甘、凉	养血止血、下气润肠	炒熟常食,有下气润燥,适用于便秘
旱芹菜	甘苦、凉	清热利湿、平肝凉血	熟食常吃,有清热利湿止咳功能
萝卜	辛甘、生凉熟温	健脾消食、下气化痰化积宽中、生津解毒	生汁止血止咳,熟食有消积通气功能
胡萝卜	甘、平	明目健脾、行气消食	常食健脾补气,油炒利于胡萝卜素吸收
番茄	甘酸、微寒	生津止渴、健胃消食止血利尿	加冬瓜煮汤,可清暑解热、通利小便
莴笋	苦甘、微寒	清热化痰、理气宽胸	生用削皮,切成细丝,麻油、盐拌可治小儿食积、虫积
土豆	甘辛、寒	和胃调中、健脾益气	生捣外敷,可治皮肤湿疹
山药	甘、平	健脾补肺、固肾益精	常食对小儿先天不足、脾肾亏虚有补益作用
茄子	甘、寒	清热解毒、消肿止痛	与米煮饭,治黄疸性肝炎,鲜品捣融、外敷,治无名肿毒
藕	甘、寒 生凉熟温	清热润肺、凉血行瘀健脾开胃、固精止泻	生食对吐血、鼻出血,煮食有健脾强胃,适用于小儿慢性腹泻及胃纳不振等
黄瓜	甘、寒	清热止渴、解毒利水	生用切片,与蜂蜜拌食,治小儿热痢
丝瓜	甘、凉	清热化痰、凉血化瘀	嫩丝瓜煮汤食之,适用于血尿、鼻出血以及血痢
冬瓜	甘淡、微寒	清热利水、解毒生津	与鲤鱼、白鸭或赤小豆同煮,适用于水肿胀满及急性肾炎
南瓜	甘、温	补脾利水、解毒杀虫	切片与蜂蜜或冰糖同蒸熟食之,主治咳嗽、哮喘
苦瓜	苦、寒	清热祛暑、明目解毒	去瓤切碎,水煎取汁,适用于中暑烦热
芋艿	甘辛、平	补气益肾、清瘰散结	蒸煮冷吃,疗热止渴
油菜	甘、凉	清肺止咳、和中滑肠	水煎加蜜,清热利湿。适用于血痢日夜不止
荠菜	甘、平	凉肝止血、明目降压利湿通淋	煎水代茶,能利小便

名　称	性　味	功　用	应　用
蕹菜	甘、寒	清热凉血、解毒消痈	加白萝卜捣烂取汁,以蜂蜜调服,清热凉血,适用于肺热咳血、鼻出血
米苋	甘、凉	清热明目、止痢解毒	炒熟常吃,能清热明目利咽喉,适用目赤、目痛、咽喉肿痛
蓬蒿菜	辛甘、平	温脾养胃、化痰利气	炒熟食能温脾利水,适用于小便不利
茭白	甘、寒	清热除烦、解毒利两便	熟食有清热解毒,适用于口干、目赤、烦热
芦笋	甘、寒	清热、生津、利小便	熟食能清热生津,适用于烦热、口干、解毒
香菇	甘、平	补气益胃、托痘毒	煎汤常食,能健脾益气
蘑菇	甘、平	补气益胃、化痰理气	同鸡肉吃,能健脾益气,适用于肺虚、胃口不开、久病体虚
慈姑	苦、甘、微寒	行血统痢、润肺止咳	切片与猪肉炒熟常吃,能补气润肺、止咳化痰,适用于咳嗽痰血、暑热烦渴、便闭尿赤
黑木耳	甘、平	补气补肾、凉血止血	加冰糖常食或炒熟吃,能补肾止血,适用于肾虚弱、腰腿酸楚、虚劳咳嗽、咯血
白木耳	甘、平	滋阴润肺、益胃生津	煮烂加冰糖常服,能润肺生津,适用于肺痨咳血、口干
黄花菜	甘、平	清热止血、利尿消肿解毒消痈、通乳下乳	加黑木耳炒熟常吃,能补肾养心,适用于心悸、耳鸣
竹笋	甘、寒	清热化痰、和中润肠	常食有通便作用
绿豆芽	甘、寒	清热解毒、通利三焦	略炒食之,治便秘热结
黄豆芽	甘、寒	清热解毒、利湿消积	炒或煮汤,能清热除湿;与韭菜、金针菜、黑木耳共炒食,能减肥通便,适用于单纯性肥胖或习惯性便秘
大白菜	甘、平、微寒	清热利水、养胃解毒	熟食可生津化痰,适用于咳嗽痰多,口干
西葫芦	甘、平	清热利尿、除烦止渴润肺止咳、消肿散结	去瓤加入蜂蜜蒸熟,有清肺化痰平喘的作用
夜开花	甘、平	清热解暑、止渴除烦利水	炒熟吃可除夏季烦热口渴,也能利水消肿
芦荟	苦、寒	杀虫通便、清热凉肝	生食去皮量宜少,不超过 15 克/天,体虚寒者、老人、妇女、儿童慎食
卷心菜	甘、凉	补肾壮骨、健胃通络	炒食或做汤,对胃和十二指肠溃疡有止痛及促进愈合作用,含抗溃疡因子维生素 U
鲜百合	甘微苦、平	润肺止咳、清心安神热病虚热、烦躁不安	治肺脏壅热烦闷:新百合四两,用蜜拌和百合,蒸令软,时时含如枣大、咽津
辣椒	辛、热	温中散寒、开胃消食	炒食可温中散寒消食,适用于胃口不开、消宿食、散寒气

续　表

名称	性味	功用	应用
海带	咸、寒	软坚化痰、利水泄热	生吃或煮汤,可补充微量元素碘
紫菜	甘咸、寒	化痰软坚、清热利水补肾养心	与鸡蛋、虾皮做汤,可补充碘、钙,体弱脾虚者慎服
韭	生辛、温熟甘、酸	温阳补虚、行气理血	炒食或包饺子,有温中补虚作用。韭籽炒后研粉,可治小儿夜尿,韭根能温中行气散瘀
香菜	辛、温	醒脾和中、发散透疹	生或熟吃,能健脾消食,适用于开胃助运化、消谷食
洋葱	甘、辛、平	清热化痰、解毒杀虫	炒熟常吃,能健脾胃助消化
胡葱	辛、温	温中下气、消水肿、腹胀满、肿毒	生或熟食,能温中下气,消食积胀满,适用于腹胀、脾胃虚、胃口不开、消化不良
小葱	辛、温	祛风解表、通阳发汗宣肺健脾、解毒消肿	加葱白豆豉,能散寒祛风,适用于风寒感冒
生姜	辛、温	发汗解表、温中散寒健胃止呕、解毒	加葱白、大枣,水煎顿服,能发表散寒,适用于风寒外感
大蒜	辛、温	温中行滞、解毒杀虫	生嚼或加醋调拌后食之,可预防流感、腹泻;炒菜需切后放置5～10分钟再使用

粮、豆类

名称	性味	功用	应用
粳米	甘、平	健脾养胃、和中益气	煮饭或粥可养胃。陈粳米炒焦后研粉食之,可治小儿泄泻、厌食
糯米	甘、温	健脾益肺、敛汗止汗	与红枣、冰糖熬粥,适用于小儿阴虚内热,干咳,盗汗等症
籼米	甘、温	温中益气、养胃和脾除湿止泻	加少量糯米共煮粥,热服能养胃止呕
小米	甘、咸凉	补中益气、健脾和胃滋阴退热、解毒止痢	煮粥食能健脾消食,产后宜服
秫米	甘、平	益气补中、除热止泻止烦渴	羊肉熬汤再入秫米煮粥,加从盐适量,能益气补阳、温中,适用于中气虚弱、神疲乏力、不思饮食
小麦	甘、平	补心养肝、除热止咳	通常研粉做主食用。与猪肉炖至小麦熟,加盐调味,能滋阴敛汗,适用于盗汗、手足心热、神疲乏力
大麦	甘、咸微寒	调中益气、止渴除烦	与白糖煮粥食用,治消化不良,也治大便秘结;焦大麦茶能清暑解热,适用于夏季发热、疰夏

续　表

名　称	性　味	功　用	应　用
高粱	甘、涩温	益气温中、健脾和胃 渗湿止痢、涩肠	与羊肉共煮粥食用,能温中止汗,适用于阳虚自汗、四肢不温
玉米	甘、平	养胃和中、除湿利尿	将玉米研碎后煮粥食用,可治黄疸型肝炎
燕麦	甘、平	补益脾胃、滑肠催产 敛汗止血	与猪肉共炖汤,能补虚强壮,适用于病后虚弱、食欲不振、便秘腹胀、肺结核
荞麦	甘、凉	开胃宽肠、下气消积 清热解毒、除湿祛风	常食开胃宽场、益气力、御风寒、磨积滞
红薯	甘、平	补中和血、益气生津 宽肠通便、解毒利尿	与粳米煮粥,能降压、祛脂、通便
魔芋	辛、温 有毒	补气益肾、破血散瘀 祛风止痛、化痰舒筋	魔芋先煮2小时,再与猪排骨炖熟喝汤,能祛风透疹,止痒,适用于荨麻疹、皮肤瘙痒
黄豆	甘、平	健脾益气、解毒利肠	黄豆熬糖饮之,适用于小儿麻疹、水痘;与猪肝同食,适用于缺铁性贫血
绿豆	甘、寒	清热解毒、利水消肿 祛暑生津	熬汤加白糖饮之,是祛暑佳品;与黄豆同煮,可用于治疗流行性腮腺炎
赤豆	甘、平	健脾利水、清热利湿 解毒消肿	与冬瓜、白鸭同煮汤食之,适用于肾炎水肿;与冬瓜仁、苇根煮汤,适用于内脏脓疡;生用研末,用蛋清、米醋茶叶水调涂患处可治流行性腮腺炎;用细末撒布上外用,治婴儿湿疹
扁豆	甘、平	健脾、利湿、和中	与冬瓜煮食可用于治疗肾炎水肿;与蚕豆煮食适用于黄水疮
蚕豆	甘、平 微辛	健脾消食、利湿和中	炒食适用于消化不良以及腹泻,嫩蚕豆烧汤食之,适用于小儿麻疹、水痘;与鸡蛋炒食可益胃进食
面筋	甘、凉	益气宽中、和筋养血 解毒祛瘀	常食可治烦渴清热、食少、消化不良

肉禽蛋类

名　称	性　味	功　用	应　用
鸡肉	甘、温	温中补气、补精填髓	母鸡加黄芪、当归、淮山药、红枣、黄酒淹没鸡药,隔水蒸煮,去药渣,食肉喝汤,分数次食完,能健脾益气养血,适用于病后气血双亏者
鸡蛋	甘、平	滋阴润燥、养心安神	加银耳、北沙参、白糖煮汤服用,能润肺补阴,适用于肺阴虚、咳嗽痰少者

名称	性味	功用	应用
鸭肉	甘、咸微寒	滋阴养胃、利水消肿	雄鸭加猪蹄或火腿煮熟后食用,能滋阴利水,适用于阴虚水肿者
鸭蛋	甘、凉	滋阴、清肺	与银耳、冰糖共煮食用,能滋阴润肺,适用于阴虚肺燥之咳嗽、痰少咽干者
鹅肉	甘、平	益气补虚、和胃止渴	加黄芪、山药、党参共煮熟后,去药渣,食肉喝汤,能健脾、益气、补虚,适用于中气不足、消瘦乏力、食少者
鹅蛋	甘、温	补中益气	与鸡蛋相似,蛋壳烧灰存性,研为细末外用,可消痈止血
猪肉	甘、咸平	滋阴润燥	猪肉煮清汤,能滋阴生津;与枸杞子共煮食用,能滋阴补肝肾之阴;做菜食,可益气补虚、强壮筋骨
牛肉	甘、平	补脾胃、益气血强筋骨	常做菜吃,对小儿泻泄以及小儿体虚有治疗和补益作用;牛肉味甘,专补脾土
羊肉	甘、温	温补脾肾、益气养血	加生姜、草果等烩食,适用于脾胃虚寒疼痛、尿床;经常食用可益气养血、补虚益损;与山药、粳米共熬粥食之,可用于治疗肺结核
兔肉	甘、凉	补中益气、凉血解毒	炖烂食之可促进小儿痘疹透发
狗肉	甘、咸温热	温肾助阳、补气益损	加老姜、草果等红烧食之,适用于虚寒冷痛诸疾;与龟肉同煮食,可治尿床
猫肉	甘、酸温	益气补血、软坚散结	炖汤服,或将其焙干研成细末,每服9克,一日两次,可用于治疗骨结核
鸽肉	甘、咸平	益气补虚、强身解毒	溺毙后去毛及肚杂,清蒸或煮食,能补虚益损,尤其适用于小儿患病后身体恢复
鹌鹑	甘、平	和中止痢、益气补虚	加生姜煮食适用于小儿久泻久痢;红烧食之,可开胃进食,适用于小儿偏厌食
猪心	甘咸、平	补心安神、益气定惊	适用于小儿夜眠不安,自汗,盗汗及癫痫
猪肝	甘苦、温	养肝明目补血	适用于小儿贫血,夜盲症,也可作为小儿病时或病后的营养食品;正常小儿也宜每周食用
猪肾	咸、平	补肾气、养肾阴	可作为小儿肾病患者的补益食品;常食可促进小儿身体发育
猪肚	甘、温	补虚益损、强胃健脾	适用于小儿气虚体弱,尿频,尿床泄泻以及疳积等症
猪肺	甘、平	补肺益肺	适用于小儿咳嗽、支气管炎,支气管哮喘等;煮食或配方使用均可
猪皮	甘、凉	清心养血、润燥除满	适用于小儿阴虚血虚,并可作为小儿白细胞减少症及再生障碍性贫血患者的补益食品,加红糖煮食效果更佳

名 称	性 味	功 用	应 用
猪脊髓	甘、寒	滋阴润燥、益肾填髓	适用于小儿虚热,也可用于小儿囟门迟闭、佝偻病;通常煮汤食之
羊肝	甘、苦	养肝明目	适用于小儿近视眼、雀盲及小儿贫血等症
羊肾	甘、温	益肾补虚	做菜或配方使用,可用于治疗小儿尿床
羊肚	甘、温	补益脾胃	适用于脾胃虚弱所致食欲减少者
羊脊髓	甘、温	养血润燥、补虚益损	通常配方使用,适用于小儿先天不足,毛发不荣以及小儿干咳、肺结核
牛乳	甘、平	补虚益胃、生津润肤补五脏、益虚损	可用于喂养婴儿,长期饮用对小儿的身体健康以及智力发育均有益处
牛肚	甘、平	补脾胃、助消化	对小儿泄泻以及疳积均有辅助作用
牛脊髓	甘、温	补益肺肾	通常配方使用,适用于小儿缺钙、肺结核,并能促进骨折康复
鸡肝	甘、温	补益肝肾	适用于小儿贫血症;将鸡肝焙干后研为细末食之,可用于治疗小儿疳积
鸡胆	苦、寒	清肝明目、止咳化痰	通常配方使用,可用于小儿目赤肿痛等
鸡内金	甘、平	健脾强胃、消食化积	配方使用,适用于小儿消化不良、偏食厌食、疳积以及一切胃肠道疾病辅助治疗
鸡血	咸、平	祛风通络	内服适用于小儿惊风,外用主治口眼歪斜,以公鸡血效佳

鲜水产类

名 称	性 味	功 用	应 用
鲤鱼	甘、平	利湿消肿、下气消毒	炖食可治黄疸性肝炎,与赤小豆同煮食可治肾炎,与冬瓜同煮食主治单腹鼓胀
鲫鱼	甘、平	温中补虚、健脾利尿	炖汤饮之,或取鱼肉煮羹食用,可作为缺钙儿童理想营养食品;红烧可促进食欲,适用于小儿厌食症
鲢鱼	甘、温	健脾暖胃、温中补虚	适用于小儿偏食、厌食,常吃对小儿生长发育有促进作用
青鱼	甘、平	补益肝肾、益气化湿	煮食,适用于小儿先天不足,以及缺钙、营养不良等症
鳝鱼	甘、温	养血补虚、强壮筋骨	鳝背或鳝丝,可以大补元气,促进小儿发育;若用鳝鱼炖汤饮之则补益功能尤佳;清炖食之,主治痔疮及大便出血等症

续　表

名　称	性　味	功　用	应　用
泥鳅	甘、平	滋阴清热、益气和中祛湿解毒	煮熟后去肉作羹或下面食之,适用于小儿先天不足,以及缺钙、营养不良等症;清炖白煮食之,有助于小儿痘疹透发
河虾	甘、温	温补脾胃、益气托脓	可作为缺钙或营养不良小儿补益食品,内热者慎食
河蟹	甘、寒	滋阴清热、补髓行血	取蟹肉煮食,可开胃进食,也主佝偻病,虚寒者慎食
河蚌	甘、寒咸	滋阴养血、清热解毒	煮食可清热泻火,主治目赤肿痛
黑鱼	甘、寒	补脾利水、去瘀生新清热祛风	与冬瓜等量,少量白葱、大蒜同煮烂,不加盐,熟后喝鱼汤,每日一次,食3~7天,能补脾利水,适用于脚气浮肿、肾及心脏病水肿和营养障碍性水肿等症
鳜鱼	甘、平	补气血、益脾胃	清蒸食之,能补气血,益脾胃,适用于肺结核、虚劳体弱
龟肉	甘、酸温	补益精血、祛风除湿	煮食可补虚益损;清炖食之对关节疼痛有一定疗效
鳖肉	甘、平	补益肝肾、滋阴养血	煮食对小儿先天不足,肝肾亏虚有补益作用;也可作为小儿肝炎、肺病的补益食品;对小儿阴虚内热盗汗、自汗有治疗作用
海带	咸、寒	清热利水、软坚化瘿	通常烧汤食之,也可入药配方,主治甲状腺肿大、淋巴结核以及睾丸肿大疼痛等
紫菜	甘、咸寒	清热利水、软坚化痰	与鸡蛋、虾皮共煮汤食之,有补钙、补碘的作用;干品洗净后不时咀嚼,主治咳吐脓血,并主毛发脱落
海参	咸、温	滋阴润燥、益肾填精	通常泡发后作汤或烧菜食之,可用于治疗痢疾以及血虚便燥等;配方入药主治肝肾亏虚
海蜇	咸、平	清热化痰、润肠消结	菜食用,适用于阴虚咳嗽,咳痰不爽等;与荸荠同煮食后去海蜇食荸荠,主治消化不良
鲥鱼	甘、平	温中补虚、滋补强身清热解毒	蒸熟常吃,能温中益虚、补脾开胃,适用于体虚食少者
黄花鱼	甘、平	补气开胃、填精安神明目、止痢	煮食有补气开胃作用;多食助湿生痰发疮,痰热盛者不宜多食
带鱼	甘、平	和中开胃、补虚泽肤祛风杀虫	煮熟食用,能暖胃和中,适用于脾胃虚寒、饮食减少、消化不良者;有助于小儿疳积
鲳鱼	甘、苦温、平	健脾养血、补胃充精柔筋利骨	常可用于消化不良、血虚心悸、头晕眼花、神疲乏力等症
凤尾鱼	甘、温	补中益气、活血	常可用于脾胃虚寒、中气不足所致瘦弱无力、食欲不振、呃逆喘促等;有湿热疮者勿食
河鳗	甘、平	补虚赢、祛风湿杀虫	与山药共煮食,能补虚赢,适用于一切虚劳症;对小儿疳积也有效

续　表

名　称	性　味	功　用	应　用
银鱼	甘、平	补虚健胃、益肺利水滋阴	常可用于营养不良、消化不良、小儿疳积、腹胀水肿等，与生姜做鱼羹，可宽中健胃
鲈鱼	甘、平	益脾胃、补肝肾健筋	常可用于慢性胃痛，脾虚泄泻，小儿疳积，消化不良，水气等症
鳊鱼	甘、平	补胃养脾、祛风利胃益脏	常食可用于脾胃气虚、食少、消化不良等；与党参、山药共煎，熟后去药食肉饮汤可健脾养胃
白鱼	甘、平	健脾开胃、消食行水	常食可用于脾胃虚弱、食积等；与枸杞子共煮汤食，能健脾胃、补肝肾，适用于肝肾阴虚之流泪、视物模糊
草鱼	甘、温	暖胃和中、平肝熄风	常食可用于体虚气弱、食少头痛等；其仅次于青鱼，味美，可采用烧、焖、溜、炖、熏多种烹饪方法
胖头鱼	甘、温	暖胃益脑、去头眩强筋骨	豆豉 6 克先煮，水沸后加鱼 500 克，调入生姜、陈皮 3克、胡椒 1.5 克，煮熟食用，能暖胃补虚，适用于脾胃气虚或阳虚所致的纳呆、消化不良等
章鱼	甘、平	益气养血、收敛生肌解毒消肿	常可用于气血虚弱、痈疽肿毒、痔疮溃烂等
鲍鱼	甘、咸平	滋阴清热、益精明目	脾胃虚弱者以烧汤应用为好；鲍鱼中含有鲍灵素，可抑制癌细胞生长
海虾	甘、温	补肾壮阳、开胃化痰	常用于筋骨疼痛、蛔虫、头疮、龋齿等；内热小儿慎食
梭子蟹	咸、寒	活血止痛、消炎解毒通利经脉	海蟹蒸汤洗患处日 4～5 次，连续数日，能消炎解毒，适用于接触性皮炎、漆疮（过敏）等
田螺	甘、咸寒	清热利水、清暑解渴滋阴养肝	常可用于治湿疹、黄疸、痔疮、细菌性痢疾、婴儿湿疹、目赤热痛、中耳炎、肾炎、消渴等；注意本品不宜消化，不宜过量食用
螺蛳	甘、寒	清热、利水、明目	常可用于黄疸、水肿、痢疾、痔疮、肿毒等，本品甘寒，不宜多食
鱼鳔	甘、平	补肾益精、滋阴筋脉止血、散瘀、消肿	为大小黄鱼或鲟鱼科中华鲟的鱼鳔，常可用于肾虚滑精，创伤、出血、破伤风等
乌贼鱼	咸、平	健脾利水、止血	与连皮冬瓜、赤小豆，加葱不加盐，炖汤烂熟食用 3～5 天，能健脾利水，适用于急性肾炎所致水肿
牡蛎肉	甘、咸平	滋阴养血、止汗涩精化痰软坚	煮汤早、晚各一次，连食数日，能滋阴养血，适用于盗汗、烦热、心神不宁等；是富锌食物；脾胃虚寒小儿忌用
蚬肉	甘、咸寒	清热、利湿解毒、消肿	与茵陈同煎汤饮用（可不食肉），能清热、利湿、解毒，适用于急性黄疸型肝炎
蛏子	甘、咸寒	补阴、清热除烦、止痢	与蒜头梗炖服，连食数日，能清热利湿，适用于湿热水肿等；脾胃虚寒者忌用

续　表

名　称	性　味	功　用	应　用
蛤蜊	咸、寒	滋阴、利水、化痰软坚、散结	煮熟常吃,能滋阴清热、利尿软坚,适用于黄疸水肿;蛤蜊为百味之冠,鲜肉或干品均可制作菜肴,也有食疗功效,若过量食用有破血作用,引起性寒,阳虚、脾胃虚寒者或泄泻者忌用
文蛤	咸、平	滋阴、利水、化痰软坚、散结	随量煮食,连食数日,能清热利湿,适用于水肿、黄疸;气虚有寒者不宜多食
蜗牛	咸、寒	清热、解毒、消肿利尿、平喘、软坚	鲜蜗牛连壳洗净,用沸水烫死,竹签挑出蜗牛肉,清水冲洗,与猪肉共煎汤调味服食数周,能清热消肿,软坚消结,适用于颈淋巴结炎、慢性颈淋巴结炎和各期鼻咽癌等
淡菜	咸、温	补肝肾、益精血消瘿瘤、降血压	常可用于虚劳羸瘦、眩晕、盗汗等;是补碘食品,含较多不饱和脂肪酸

干果及鲜果品类

名　称	性　味	功　用	应　用
苹果	甘、凉	健脾生津、益胃润燥	食鲜果或捣汁饮之,适用于小儿维生素缺乏症、脾胃虚弱、饮食不振及尿黄便燥等;煮熟食之对小儿腹泻有一定疗效
梨	甘、酸微寒	清热养阴、润肺止咳	食鲜果或捣汁饮之,适用于小儿痰热咳嗽及支气管炎;与川贝、冰糖炖服有止咳定喘的作用;长期食之对肺结核患者的治疗有辅助与补益功效;切片煮食可治疗小儿风热及小儿风痰症
橘	甘、酸温	润肺和胃、生津化痰	生食可补充维生素C;可有助于治咳嗽、支气管炎;橘皮入药配方,可行气化痰,适用于小儿消化不良、泄泻、疳积以及哮喘等症;橘核也可入药,可用于制淋巴结核、疝气、睾丸痛等症
柑	甘、酸凉	和胃生津、止渴利尿	捣取橙汁饮之,可用于小儿肠胃积热、口干舌燥以及小便不利等症;生食可治小儿维生素缺乏症;柑皮煎汤饮之,或与冬瓜皮等一同煎汤内服,适用于小儿水肿诸症
柚	甘、酸寒	消食和胃、理气化痰	生食可开胃,增食欲;柚皮入药配方使用,可治咳嗽;对胃热上火之牙疼有效
杏	酸、甘温	止渴生津、润肺定喘	青杏煮熟后食之,对肠炎、痢疾有一定疗效;杏脯可治疗咳嗽、哮喘等疾病;杏仁通常入药,用途甚广

名　称	性　味	功　用	应　用
桃	甘、酸温	益气生津、活血消积	鲜桃可润肠通便;加蜂蜜作桃脯食之,对小儿盗汗有一定疗效;桃仁可以入药
柿	甘、涩寒	清热润肺、止咳化痰	成熟鲜柿,可润肺化痰,对肺结核咳嗽、咳血有一定治疗作用;柿饼对百日咳有辅助治疗作用;柿饼蒸熟后吃,可以定恶心,止呕吐;柿蒂入药,主治膈肌痉挛;柿皮焙干研粉,用麻油调匀外用,可以治疗冻疮溃烂
葡萄	甘、酸平	滋阴生津、益气利尿	生食对干咳不愈、肺结核以及急、慢性肝炎患者治疗均有辅助作用;捣碎取汁,与生姜对合后饮之,适用于小儿喑哑、失音、呕吐、痢疾等症
柠檬	酸、平	清热祛暑、生津止渴	榨汁可清热解暑,且可和胃止呕;经常咀嚼可补充维生素C;但柠檬红茶并不适合小儿,可影响钙、铁、锌的吸收
山楂	酸、甘平	消食和中、行气散瘀	生食或入药均可,对小儿消化不良、偏食、厌食、泄泻、疳积以及痢疾等症有较好疗效,并且对小儿肾炎有辅助作用;山楂晒干后研成粉末食之,是用于急、慢性肝炎的治疗,并有助于小儿痘疹的透发
枇杷	甘、酸凉	润肺止咳、和胃生津	鲜果对小儿肺热咳嗽、咳血以及惊风发热等有辅助治疗作用
石榴	甘、酸涩、温	生津止渴、杀虫止痢	鲜果对小儿消化不良以及咳嗽日久不愈有效;汁富含维生素C;对小儿咽炎、扁桃体炎有一定疗效;石榴皮煎汤或配方使用,主治便血、蛔虫以及阿米巴痢疾等症;取皮煎汤外洗,适用于小儿黄水疮、脱肛等
芒果	甘、酸凉	益胃生津、止呕利尿	鲜果可以助消化,并适用于晕车、呕吐不止等;富含胡萝卜素;果皮易引起过敏,要用刀去皮后食用
罗汉果	甘、凉	滋阴润肠、止咳化痰	水煎取汁饮之,可消暑解热,并且可以用于治疗小儿呼吸系统疾病;研末食用,可以用于糖尿病
桑椹	甘、寒	滋阴清热、补益肝肾	鲜果或入药使用均可,对小儿先天不足有补益作用,并对肝炎、肾病患者有辅助治疗作用;经常食用可治疗少白头;捣汁饮汁适用于小儿便秘、糖尿病以及烦热口渴等症
杨梅	甘、酸温	和胃消食、生津止渴	鲜果或作蜜饯食之,可开胃、助消化,适用于小儿偏食、厌食等症;入水煎汤饮之,对小儿痢疾有治疗作用;鲜果浸酒,食杨梅对腹泻、脾胃虚寒疼痛有一定效果
龙眼	甘、温	补益心脾、养血安神	鲜果或入药使用均可,适用于小儿贫血、肝肾不足、心脾血虚、自汗、夜眠不安等症;与木耳炖食,可治小儿毛发不荣以及少白头等

续 表

名 称	性 味	功 用	应 用
荔枝	甘、酸温	补气血、益肝肾和脾胃	干品常食,可治小儿尿床症;内服或取鲜果捣烂外敷,主治小儿淋巴结炎;荔枝核可入药配方使用,主治气机不调、胃痛、疝气等
橄榄	甘、酸涩、平	清热生津、止渴利咽	生嚼或用开水泡饮,主治咽喉肿痛、咽炎等症;与冰糖炖服,可治百日咳、干咳日久不愈等;加盐煎汤饮之,主治痢疾;与绿茶同泡饮之,可清热、利咽喉
香蕉	甘、寒	清热生津、滑肠润肺	生食适用于小儿便秘;烤食主治小儿泄泻;加冰糖炖食可用于治疗咳嗽;与牛奶、蜂蜜等煮食可补虚强体;香蕉皮可治疗冻疮及皮肤病
菠萝	甘、平	补脾生津、和胃消食	鲜果可增强小儿食欲,并对小儿肝肾疾病有辅助治疗作用;捣汁饮之,可治疗消化不良以及清解暑热
甘蔗	甘、寒	生津润燥、益气和中	榨汁饮之,可清热止渴;与茅根汁、西瓜汁对合饮之,主治小儿尿路感染;对蜂蜜饮之,可以润肠通便;对姜汁饮之,可和胃止呕;和荸荠煮汤饮之,可治疗小儿麻疹咳嗽;甘蔗烧灰存性,研末外用,可治疗小儿口疮
栗子	甘、温	温补肺肾、润肠通便	煮食或炒食,主治小儿腹泻、支气管炎以及维生素 B_2 缺乏症;与核桃、红枣等一同煮食可以补益肝肾,适用于小儿先天不足,营养不良等
核桃	甘、温	温补肺肾、润肠通便	去壳后炒食,适用于小儿禀赋不足以及肝肾亏虚等;与黑芝麻、花生仁等炒熟后研末食用,可用于治疗少白头以及小儿便秘等;与杏仁等配方使用,主治咳嗽、哮喘等
松子	甘、平	润肺滑肠	与核桃仁、芝麻一起熬膏食之,适用于小儿病后身体虚弱、肺结核、干咳、便秘等;生食可治疗大便出血
红枣	甘、平	补中益气、健脾强胃	生食、煮食或入药配方使用均可,适用于小儿因脾胃虚弱而引起的消化系统疾病,并可用于小儿浮肿、贫血、汗症等;与太子参合用煎汤服用,可治疗小儿汗多、食少以及脾胃虚弱
花生	甘、平	健脾和胃、润肺化痰	生食,可用于治疗贫血及血小板减少症;与红枣煮食,适用于肾炎;与鲫鱼煮食,适用于小儿营养不良性水肿;与蜂蜜、冰糖煮食,可治疗小儿咳嗽日久不愈以及百日咳等
芝麻	甘、平	补益肝肾、养血润肠	通常用黑芝麻,炒食或入药配方使用均可,适用于小儿贫血、便秘、咳嗽以及肺结核等症;芝麻酱可以涂抹在全麦面包上,可提供小儿丰富的钙、锌及铁,也可补充维生素 E
菱角	甘、凉	健脾益气、解热消暑	生食、煮食或研粉适用均可,适用于小儿夏季暑热、脾胃虚弱以及饮食不振;生食注意可能有寄生虫的污染,故熟食为好

名　称	性　味	功　用	应　　用
荸荠	甘、寒	清热化痰、生津消积	生食、煮食均可,适用于小儿痰热喘咳、目赤肿痛、咽干喉痛以及消化不良、腹满胀大等症
西瓜	甘、凉	清热解暑、生津止渴	生食,是夏季极为理想的清热解暑食品,有泻火利尿作用,对肝炎患者有辅助治疗作用;瓜皮用盐腌制可当小菜吃,也可以入药
樱桃	甘、温	益气、祛风湿	常可用于贫血、病后体虚、风湿疼痛、烫伤、冻伤、疮疡等;樱桃汁20毫升,炖温服,每日2次,或用樱桃核10克水煎服,能发表透疹。适用于麻疹出不透;樱桃汁适量,频擦患处,能护肤止痛,适用于水火烫伤,并能润泽肌肤,有美容作用
草莓	甘、酸凉	润肺生津、健脾和胃补血益气、凉血解毒	鲜草莓半斤,分3次饭前食用,能生津健胃,适用于食欲不振、餐后腹胀;鲜草莓100克,洗净捣烂,用冷开水调和滤汁,加冰糖30克溶化,分2次饮服,能润肺止咳,适用于干咳无痰、日久不愈
无花果	甘、平	健脾润肠、消肿解毒	鲜果1~2个,早、晚各1次,能健脾养胃,适用于消化不良;鲜果1~2个,蜜枣2个,隔水炖烂加适量冰糖调服,能润肺止咳利咽,适用于阴虚干咳无痰、咽喉疼痛、声音嘶哑等;也可用鲜果晒干研末,吹喉,治咽喉刺痛
杨桃	甘、酸寒	清热生津、下气和中利尿通淋	鲜果1~2个,清洗干净,并且捣烂,加冷开水一杯调匀服,能清热利咽。适用于风热咳嗽、咽喉炎、风火牙痛
椰子	甘、平	生津、利尿、杀虫	椰子鲜汁,每日3次,能生津利尿止渴,适用于暑热烦渴、汗多伤津、肌肤水肿、小便短赤;椰肉半个或1个,每日早、晚各1次,能润肠,适用于肠燥便秘者
鲜乌梅	酸、温	收敛生津、安蛔驱虫	鲜果1~2个,捣烂,加白糖或食盐少许,冷开水杯冲饮,能清暑解渴消食,适用于暑热烦渴或胃酸缺乏、消化不良;乌梅1个,洗净含服,将津液慢慢下咽,每日2次,能生津利咽,适用于急慢性咽喉炎、梅核气

药食同源类

名　称	性　味	功　用	应　　用
紫苏	辛、温	发表散寒、形气宽中解鱼蟹毒	本品一般入药配方使用,因其气辛散,故煎煮时间不宜过长,适用于感冒风寒,头痛鼻塞,兼见咳嗽或胸闷不舒者,也适用于脾胃气滞,胸闷呕吐等;本品可单用煎汤饮之,或与生姜、白芷等同煎取汁饮之,主治误食变质鱼蟹而引起的腹痛、吐泻等;腌制后也可当小菜吃

续 表

名 称	性 味	功 用	应 用
香薷	辛 微温	发表解汗、和中化湿 利水消肿	本品一般入药配方使用,因其发汗之力较强,固表虚有含的患者忌用;如果用于利水消肿,当用文火浓煎;适用于夏季乘凉、饮冷或外感风寒、暑湿,乃至发热、恶寒、头痛、无汗以及腹痛、吐泻等,也适用于水肿、小便不利等症;因本品外能发汗解表,内可化湿和中,因此尤其适用于夏季暑湿之症
白芷	辛、温	解表、祛风燥湿 消肿排脓	入药配方内服,适用于外感风寒,头痛、鼻塞以及头痛、齿痛;也可用于外科疮疡痈脓;煎汤外洗,或研末外用,主治皮肤风湿瘙痒;做成酊剂,可治黄水疮
薄荷	辛、凉	疏散风热、清利头目 利咽、透疹	适用于小儿麻疹初期,或因风热束表而致麻疹透发不畅;也治外感风热以及温病初起,头痛、发热、微恶寒等;本品入药不宜久煎,表虚自汗者不宜用;泡水后可加入绿豆汤内食饮,有清热解暑作用
菊花	辛、甘 苦微寒	疏风清热、解毒明目	本品是夏季清凉解暑之佳品,常与金银花、生甘草等一同泡饮;入药配方使用,主治外感风热以及温病初起,发热、头痛等症;也适用于外感风热以及肝火上攻所致的目赤肿痛等
栀子	苦、寒	泻火除烦、清利湿热 凉血败毒	入药配方使用,适用于热病心烦、郁闷、躁扰不宁,以及因肝胆湿热而致得黄疸、发热、小便短赤;对血热妄行的吐血、鼻出血有一定功效
火麻仁	甘、平	养血、润肠、通便	配方使用,适用于小儿血虚肠燥,大便秘结,以及痔疮等症
郁李仁	辛、苦 平	润肠通便、利水消肿	常与火麻仁一同配方使用,适用于小儿习惯性便秘,也可治水肿腹满,脚气浮肿
藿香	辛 微温	化湿、解暑、止呕	通常用于治疗夏季中暑,对于因脾胃湿浊内扰而引起的纳呆、呕吐等症有良好疗效;一般以干品入药配方,如用鲜品则剂量加倍
砂仁	辛、温	化湿、行气、温中	本品入药配方使用,适用于小儿舌苔白厚,湿阻中焦,脾胃不和,脘腹胀满,不思饮食,呕吐泄泻等症;也可当佐料卤菜用,有温胃散寒,增进食欲的作用
茯苓	甘、淡 平	利水渗湿、健脾安神	本品入药配方使用,有健脾渗湿作用,适用于脾胃虚弱,食少便溏,以及小便不利,肾炎浮肿等;将茯苓研为细末,可以做成茯苓枣泥饼、蒸饼或包子等,有健脾强胃之功效,适用于小儿脾虚食少,大便溏薄,以及小儿疳积等
薏苡仁	甘、淡 微寒	利水渗湿、健脾除痹 清热排毒	本品可入药配方使用,用于小便不利、水肿、脚气以及脾虚泄泻、内脏脓疡等;本品可做羹或与粳米等熬粥、煮饭食用,有健脾养胃之功效,是较为理想的食疗品

续　表

名　称	性　味	功　用	应　用
高良姜	辛、热	温中止痛	通常入药配方使用,适用于胃脘冷痛、呕吐泄泻等症
肉桂	辛、甘热	补火助阳、散寒止痛温经通脉	本品入药配方,或当佐料烧菜均可;适用于小儿先天不足,肾阳不温,症见胃脘冷痛、大便溏薄以及尿床等;因本品辛、甘,因此阴虚火旺以及暑热之症患者忌用
丁香	辛、温	温中降逆、温肾助阳	本品入药配方,或当佐料烧菜均可,用于烧肉,苍蝇不会飞近;适用于脾胃虚寒,呃逆呕吐,腹泻便溏,喂奶不振等;丁香山楂有开胃助消化作用
橘皮	辛、苦温	利气调中、燥湿化痰	本品入药配方,当佐料烧菜或作蜜饯食之均可,适用于脾胃气滞,脘腹胀满,恶心呕吐,以及消化不良,咳嗽喘逆等症;烧菜或作蜜饯可助消化,还能增加小儿食欲,对小儿偏食,厌食等均有一定作用
橘红	苦、辛温	理气宽中、燥湿化痰	通常本品入药配方使用,适用于小儿咳嗽痰多以及食积不化等症
莱菔子	辛、甘平	消食化积、降气化痰	与山楂、陈皮等配伍使用,主治食积不化,中焦气滞,脘腹胀满,嗳腐吞酸以及腹痛泄泻,泻而不畅等症,也可与止咳化痰药物配伍使用,则有治疗痰涎壅盛,气喘咳嗽而属实热证者
香橼	辛微苦酸、温	舒肝理气、和中化痰	通常入药配方使用,适用于气滞所致的胸闷、胁痛、脘腹胀满以及嗳气食少等;也主治痰涎壅盛、咳嗽痰多之症
薤白	辛、苦温	通阳散结、行气导滞	通常入药配方使用,适用于寒痰湿阻,凝滞于胸,阳气不宣,胸闷作痛兼见喘息、咳唾等症;也可用于中焦气滞,泻痢后重等症
红花	辛、温	话血、养血、化淤	本品在妇科临床中运用广泛,儿科可在配方中使用,适用于小儿贫血、淤血以及出血性紫癜等症
白果	甘、苦涩、平有小毒	敛肺平喘、收敛涩精	可入药配方使用,适用于喘咳、气逆、痰多之症;本品大量食用或生食容易引起中毒;凡咳嗽痰稠,不易咳出者慎用;如有中毒现象,可用白果壳煮水解之
酸枣仁	甘、平	养心安神、敛汗	通常入药配方使用,适用于小儿阴虚体质,夜眠不安、盗汗等症;新鲜酸枣富含维生素C
煅牡蛎	咸、微寒	平肝潜阳、软坚散结收敛固涩	通常入药配方使用,适用于瘰疬瘿瘤诸症;也可主治胃酸过多;本品与强壮筋骨类药物配合使用,可以促进小儿身体发育与智力发育
刺蒺藜	苦、辛平	平肝疏风、祛风明目	通常入药配方使用,适用于风热上扰所致的目赤多泪;也主治风疹瘙痒等症
决明子	甘、苦微寒	清肝明目、润肠通便	通常入药配方使用,适用于肝经风热所致的目赤肿痛、羞明多泪等症;也可用于热结便燥以及肠燥便秘

续　表

名　称	性　味	功　用	应　用
甘草	甘、平	补脾益气、润肺止咳 缓急止痛、调和药性	本品泡饮可以清热去火；入药配方使用，可以健脾强胃，补中益气，且能止咳定喘，适用于肺经郁热者
乌梅	酸、平	敛肺涩肠、生津安蛔	作果脯或入药配方使用均可；可以治疗肺虚久咳、久痢久泻、血热烦渴以及虫疾等症
肉豆蔻	辛、温	温中行气、涩肠止泻	当佐料烧菜或入药配方使用均可，适用于脾胃虚弱，久泻不止以及五更泄泻等
芡实	甘、涩 平	补脾去湿、益肾固精	入药配方或研粉作羹，煮粥食之均可；适用于脾虚泄泻，日久不止以及肾炎浮肿，小便不利等
乌梢蛇	甘、平 无毒	祛风、活络、定惊	做菜食之或入药配方使用均可，适用于小儿急、慢性惊风等症

目前国家有关卫生行政部门公布的药食同源的食物共有 77 种，按中药的药理可将其分类如下：

（1）健脾益气类：枣（大枣、酸枣、黑枣）、山药、白扁豆、薏苡仁、甘草、茯苓、鸡内金。

（2）滋阴补血类：百合、桑椹、黑芝麻、枸杞子、桂圆（龙眼）。

（3）活血化瘀类：山楂、桃仁、红花。

（4）益肾温阳类：八角茴香、大茴香、刀豆、花椒、黑胡椒、肉桂、肉豆蔻、高良姜、干姜、益智仁。

（5）止咳平喘类：杏仁（甜、苦）、白果、黄芥子、昆布、罗汉果。

（6）固涩安神类：芡实、莲子、酸枣仁、牡蛎、乌梅。

（7）解表类：生姜、白芷、菊花、香薷、淡豆豉、薄荷、藿香、桑叶。

（8）理气类：佛手、莱菔子、陈皮、砂仁、薤白、丁香、香橼、橘红、紫苏、麦芽。

（9）清热类：青果、栀子、代代花、决明子、菊苣、沙棘、鲜白茅根、马齿苋、芦根、荷叶、蒲公英、淡竹叶、胖大海、金银花、余甘子、葛根、鱼腥草。

（10）祛风利湿类：木瓜、乌梢蛇、蝮蛇。

（11）利水渗湿类：赤小豆。

（12）润下类：蜂蜜、郁李仁、火麻仁。

（13）驱虫药：榧子。

上述各种食物的性味以及应用，可以从相应的表格中查询。

药膳及其常用药膳配方

食疗文化及药膳

食疗文化是中华饮食文化的一部分，是伴随着其他饮食文化如熟食文化、美食文化、素食文化等一起发生发展起来的。食疗文化讲究食物本身的养生、保健、医疗作用。

食疗文化应用的基本形式是食疗方，具体应用在饮食方面可称之为药膳，它又可分为食疗菜肴或简称药菜、药饭、药粥、药酒、药茶、药糖果和药点心等多种形式。药膳是在中国传统医学、烹饪学和营养学的理论指导下，按照药膳的配方，将中药或某些具有药用保健功效的食物与常用的大米、茶或酒，以及常用荤腥菜素相互合理配伍，加工制作而成的具有一定色、香、味、形的美味功能食品。药膳"寓医于食"，充分利用食物本身具有的养生、保健、医疗作用，既将药物作为食物，又将食物赋以药用，药借食力，食助药威，二者相辅相成，相得益彰；既具有较高的营养价值，又可起到防病治病、保健强身、延年益寿的功效。

▶ 辩证施食，因人而异

所谓"注重整体"、"辩证施食"，即在运用药膳时，首先要全面分析患者的体质、健康状况、患病性质、季节时令、地理环境等多方面情况，判断其基本证型；然后再确定相应的食疗原则，给予适当的药膳治疗。如慢性胃炎患者，若证属胃寒者，宜服良附粥；证属胃阴虚者，则服玉石梅楂饮等。

▶ 防治兼顾，效果明显

药膳既可治病，又可强身防病，这是有别于药物治疗的特点之一。药膳尽管多是平和之品，但其防治疾病和健身养生的效果却是比较显著的。如山东中医学院根据古代食疗和清宫保健经验研制而成的"八珍食品"，含有山药、莲子、山楂等 8 种食用中药，幼儿食用 30 天后食欲增加者占 97%，生长发育也有改善；再如，莱阳梨香菇补精是由莱阳梨汁和香菇、银耳提取物制成，中老年慢性病患者服后不仅能显著改善各种症状,而且可使高脂血症者血脂下降,并可使免疫功能得到改善。

▌▶ 药膳可口,服食方便

由于中药汤剂多有苦味,故民间有"良药苦口"之说。有些人,特别是儿童多畏其苦而拒绝服药。而药膳使用的多为药、食两用之品,且有食品的色、香、味等特性;即使加入了部分药材,由于注意了药物性味的选择,并通过与食物的调配及精细的烹调,仍可制成美味可口的药膳,故谓"药膳可口,服食方便"。

食物养生与科学饮食

科学饮食以现代营养学知识为基础,构建平衡膳食为核心,向民众提供合理热能以及全面、均衡营养为其最终目的。科学饮食以平衡膳食的基本原则与方法指导民众"如何吃"。要求掌握"如何吃"的原则来指导"吃什么",以保证膳食结构的合理。科学饮食强调膳食中食物的多样化、按比例吃各营养性食品组食品、对高能量食物的适量摄取,以及适合每个人具体体质状况的个体化原则。

科学饮食与食疗在专业角度上讲,各有侧重。但从另外一个角度讲,科学饮食实际上是真正落实食疗中食物果腹养生的具体策略与措施,是落实食疗第一层含义即果腹养生的科学饮食指导。它主要以现代营养学为基础,又融合了中国传统医学、烹饪学,以及其他饮食文化的精华综合而成。科学饮食主要是针对健康人群的营养与健康,其内涵从膳食质量,扩充到膳食行为、膳食管理、膳食环境等方面。食疗是具有大量中国健康饮食元素的一种饮食方法,这些元素有益的饮食指导对食物养生的实际应用是不容忽视的依据。但民众往往忽视了食物本身的营养作用,常把重点落实在"吃什么",忽视了平衡膳食的整体结构的合理性,导致营养的偏差。使食物最基本最重要的营养作用得不到充分的发挥。

科学饮食与食疗正在渐渐地掺合,融为具有中华饮食特色的健康饮食体系。科学饮食作为一门科学,也在不断发展,在平衡膳食的原则中已经涉及个体化的原则,与食疗的以人为本思想是一致的,并已经把食疗中的食物性质、饮食有节等概念引入科学饮食之中。食疗虽有其独特的饮食方略,内涵博大精深,但对日常饮食的膳食结构没有系统的阐述,缺乏定量定质的饮食框架,也缺少现代营养学知识作为基础。因此,将科学饮食与食疗方法有机的结合,将对所有人群:健康者、亚健康者以及疾病患者的健康与养生保健有着重要的现实指导意义。

在食物养生的实践中要提醒注意以下事项：

（1）在应用食物养生时，需注意安排好每天膳食的合理结构。注意食物的多样化，荤素搭配比例要合适，高糖高脂食物要节俭食用。以保证饮食能提供合理的热能，以及全面均衡的营养，有利于健康与养生。

（2）对自己体质的基本状况最好请有关中医专家予以评估，然后选择适合自己体质的食疗方进行养生保健。真正落实好辩证施膳的指导原则。不宜采用与自己体质相矛盾的食养方。需注意他人有效的食疗方不一定适合自己。

（3）注意食疗的因时施膳的原则。一年四季气候变化，食疗也要与时俱进；也可选择合适的季节进行食疗养生。要注意食疗的季节性特点。

（4）需注意因地施膳的原则。南方与北方地域差异很大，如水土、气候、物产、环境等差别很大，不宜随意采用不同地域亲戚朋友的有效食疗方为自己所用。

（5）对食物的气与味特点，要作为平时饮食的必备知识来学习与掌握。因为这些知识与生活息息相关。须知"食物可以养人，但食物也会伤人"。经常摄取与自己体质相矛盾的食物不利于健康，甚至会导致疾病的发生。

（6）要有自我反馈的能力。对食疗的效果要做自我判定。如发觉效果不著或出现异常情况，如体重增加较多，都需及时采取相应措施。

药饭

药饭是根据个体的体质状况、与相关病症，选用某些食物或中药材与米同煮而成的一种饭，食用后在一定程度上起到食疗的保健医疗作用。药饭经过精巧的烹调加工，加入适量的调味，既保持了饭类的自然风味，又不失其食疗效果，是我国药膳食疗中的重要组成部分。

药饭原料以粳米为主，尤以新粳米为佳。粳米性平质软。也可选用糯米。药饭中的药，其实包括两种：食物及中药材（常选用药食同源的食物）。要根据食疗文化辩证施膳的原则，选用适合自己体质状况的药物，这是药饭的一条最重要的原则。药饭的调料，根据药饭的特点，如八宝饭为甜食，要加糖制成，板栗猪肉饭则加盐及调味品制成。一般在药饭中所加调料有盐、酱油、糖、酒、葱姜、麻油等。

药粥

药粥是食疗中的重要组成部分。所谓药粥就是将恰当的、适量的中药与粳米同煮成粥。药粥不仅具有易消化、养胃气的滋补作用,又有所选药物防病治病的保健医疗作用。它适用面宽,尤其对老人及儿童、病后体虚以及脾胃运化功能差的病人更为适宜。

药粥的应用在我国源远流长,药粥的食用已有 2 000 多年的历史记载。从长沙马王堆出土的医学文献中,就有药粥治病的记载。自汉唐宋元明清至近代,药粥的应用甚为普及,其种类名目繁多,疗效显著,并深为广大民众所接受。如胡萝卜粥、芹菜粥、绿豆粥、赤豆粥、菠菜粥、羊肉粥、鸡肉粥等,已经走进千家万户,融入老百姓的日常生活之中。

药菜

药菜实际上讲的就是药膳菜肴。选用一些具有食疗效果的食物,或在食物中配以恰当的中药,通过烹饪加工制成各种佳肴没起到一定的保健养生功效。药菜的原料大致有三类:① 以副食品为主要原料,包括动物性的鱼、畜肉、家禽或其可食用的内脏如肝肾之类,以及蔬菜类、豆制品等;② 也可选药食同源的食物(红枣、枸杞);③ 适当的中药材(当归、黄芪、麦冬)。可根据各人具体体质状况选用。药菜中的药,需按中医辨证论治的原则,适合个体特征才是恰当的。一般在药菜中所加调料有盐、酱油、糖、酒、葱姜、麻油等。药菜的加工方法与一般菜肴的加工相类似。这里选八种常用技法简单介绍:

(1) 汆:如将鸡片、鱼片、里脊片、笋片、蘑菇片等在旺火沸水中下料,一滚即成。

(2) 煮:讲究火候,做到汤宽汁浓、菜料软嫩。

(3) 烩:是将加工成片、丝、条、丁、粒的小型原料,用旺火烹制并勾芡而成。

(4) 炖:将原料放入陶器,加汤旺火烧开、小火炖熟。

(5) 煨:与炖相似,但加热时间更长,需 2～3 小时,如煨牛筋、乌龟。

(6) 焖:以水为导热体,旺火烧开、小火焖熟,原料如鸡、猪肉、蹄髈、鸭子、冬笋、茄子、青菜,需用酱油。

(7) 溜:炸溜是先用油炸,然后浇汁,滑溜是原料上浆滑油后再上卤汁。

(8) 炒:将小型原料投入小油锅,在旺火上急速翻拌而成。

儿童食疗的常用补益法

小儿在生长发育时期,适宜采用食补的方法。俗话说:药补不如食补。小儿营养不良,都属于正虚的范畴。正虚可分为:气虚、阳虚、血虚和阴虚。所以在实际运用食补时要注意对症。四种虚症的主要表现为:① 气虚,声音低、呼吸短,常感胸闷疲劳,自汗,消化不良等。② 阳虚,怕冷,少气,自汗,食减便溏,头目眩晕,舌淡无华。③ 血虚,头晕脱发,指甲无华,面色苍白或萎黄,形瘦肤燥。④ 阴虚,面颊泛红,虚烦不眠,舌红光剥,盗汗,头汗,掌热,耳鸣,心悸等。

所以,气虚者宜补益中气,阳虚者宜温补,不宜清补。血虚者宜益气摄血,阴虚宜清补,不宜温补。同时要注意,气虚属于阳虚,故而缺少热的表象;血虚属于阴虚,故而缺少寒的表象。事实上,有时在小儿身上,虚症不是单纯的一种,可能既有气虚又有阳虚,同样血虚又兼有阴虚,甚至有时还会出现虚实互见的现象。因此,如果虚的情况不能明确的话,最好在中医师的指导下进行食补。而且家长也要观察食补后小儿的表现,如出现问题应及时与医生联系最为妥善。

益气补虚类

我国传统医学认为,气是维持人体正常生命活动的主要物质基。也是人体各个系统脏器活动的动力。小儿的生理特点是正处于旺盛的生长发育阶段,而他们的脏腑比较娇嫩,形体未完。倘若后天喂养不当,或严重挑食偏食,或因久病、大病或反复生病,或手术之后,身体未能很好恢复,均可损伤小儿正气。从而表现为倦怠无力、少食多汗、大便次数偏多或量多、味酸臭、舌淡苔白、可出现生长发育缓慢或迟缓(身高及体重不达标,或近阶段明显减少),抵抗力减弱,反复感染疾病等症状。益气补虚类食疗方,就是针对上述的原因,通过日常生活中饮食营养的合理调配,并借助于有补气功能的食物或中药材,增强小儿的元气,来促进食欲,改善机体各系统的活动,帮助与提高自身抗病防病的能力。

太子参粥

【原料】太子参 10 克,白茯苓 10 克,麦门冬 6 克,粳米 50 克。

【功效】健脾养胃,益气补虚。

【做法】先将太子参放入水中煎煮约 20 分钟,然后加入茯苓、麦门冬用文火再煮 20 分钟,去渣留汁备用。另用水照常法煮粥,等粥快好时,将上述药汁慢慢加入粥内,继续熬至粥成。当晚食用。可在粥里加白糖或冰糖适量。

【提示】大便干的孩子不宜食用。

红 枣 粥

【原料】大红枣 5～7 枚,粳米 50～100 克。

【功效】健脾、益气、补虚。

【做法】将红枣与粳米淘洗干净后,一起放入锅中加水煮粥。当早餐或晚餐食用,也可在粥中加入红糖适量。

【提示】孩子出现热象时停服,如大便偏干、有口气、爱饮水。

鸡 汁 粥

【原料】母鸡 1 只,白米 50 克。

【功效】益气补虚。可作为小儿大病或手术后身体尚未恢复期间的主要食物。

【做法】将母鸡按常法洗净,留鸡肝及鸡肫,煮鸡汤至鸡肉酥烂。另用水照常法煮粥,等粥快好时,加入原汁鸡汤适量,继续熬至粥成即可,加适量食盐。当早餐或晚食用。

【提示】体虚时要清淡些,以后可以多些油水。鸡油中有一半左右是多不饱和脂肪酸。要同时提供酥烂的鸡肉,根据小儿消化功能逐渐增加。

屏 风 粥

【原料】黄芪、防风各 25 克,白术 50 克,生姜 3 片,粳米 50～100 克。

【功效】益气、固表、止汗。适用于小儿气虚汗多,或反复感冒者。

【做法】先将黄芪、防风和白术研成极细的末,和匀后备用。另将生姜与粳米按常法煮粥。等粥快成时,取出小儿 1 次的粥量,放入另外个锅内,加入 3 克粉末后继续熬至粥成。当晚餐食用。

【提示】可根据小儿年龄,如年龄偏大者可用 3～6 克。

山 药 粥

【原料】鲜山药 50～100 克,米仁 10～20 克,粳米 50～100 克。

【功效】健脾、利湿、益气。适用于脾胃虚弱,大便溏薄,小便不利,胃气不振,食欲不佳者。

【做法】米仁洗净后浸泡半天备用。将鲜山药去皮洗净、切成大块后与米仁、粳米一起放入锅内,按常法煮粥。可在煮好的粥内加适量白糖,一日三餐或点心时间均可食用。

【提示】也可用生怀山药(轧细后过筛)500克,每次用80克,先用凉水调匀,再加水熬粥,等粥煮好后加适量白糖,不拘时食用。

牛 乳 粥

【原料】鲜牛奶250毫升,粳米50克。

【功效】清热,益气,补虚。适用于小儿气血双亏,体弱羸瘦,以至午后潮热,自汗,盗汗等。

【做法】按常法煮粥,另将牛奶煮沸,等粥快煮好前加入热牛奶,再煮至粥成。可加入白糖适量,每天晨起当早餐食用。

【提示】在牛奶粥里可加适量的黄油,可提高热能及营养,也可加打好的鸡蛋液,增加营养。

羊 腰 面

【原料】羊腰子(去净腰子内的油膜,入水中煮熟后再切成小块状),面条100克,羊肉汤适量,胡椒粉、陈米醋各适量。

【功效】适用于小儿先天不足,肾气亏虚,发育不良等。

【做法】先将水煮沸后下面条,面条浮起后即捞出。另将适量羊肉汤放入锅中,烧开后加入面条以及羊腰子块,焖煮至面条熟软。加入少量胡椒粉、食盐、米醋等佐料即可。每天当晚餐食用。

【提示】如出现大便偏干,不要加胡椒粉。

北 芪 鸡

【原料】母鸡(肥嫩)1只,北芪50～100克,生姜末、香葱末、胡椒粉、食盐、陈米醋各适量。

【功效】补中、益气、固表。适用于卫气不固(指体表之气,易汗出感冒),极易感冒。也可作为小儿脱肛、疝气的辅助治疗。

【做法】先将北芪洗净后入水浓煎约30分钟,去渣留汁。将母鸡按常法洗净,留鸡肝及鸡肫,煮鸡汤至鸡肉将烂时,加入北芪汁,再继续用文火至鸡肉烂熟。然后加入生姜末、香葱末、胡椒粉、食盐、陈米醋等佐料,食肉饮汤。

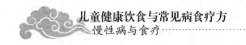

【提示】主食可以是米饭或面条。

清炖大鲫鱼

【原料】大鲫鱼(活,约500克重)1尾,肉馅(精猪肉剁成)100克,香菇(洗净后切碎)、嫩笋尖(洗净后切碎)、鲜生姜(切片)、香葱(切碎)、食盐、陈米醋各适量。

【功效】大补元气。适用于小儿大病或手术之后身体尚未恢复者。

【做法】将鲫鱼去鳞及肚内杂物后洗净。另将肉馅与香菇、笋尖、香葱末一同搅拌至匀后填入鱼腹中。将鱼连同生姜、食盐、米醋一起放入砂锅中清炖至熟,不拘时,食肉饮汤。

【提示】可在正餐时吃,也可只饮汤吃鱼。注意味不可太咸。

蒸黄鳝猪肉

【原料】黄鳝250克,猪肉100克,生姜、香葱、食盐、陈米醋各适量。

【功效】补气益血。适用于小儿脏腑虚弱,气血亏损,少气乏力,面白少华等。

【做法】先将黄鳝破腹后去净内杂,洗净后切成小段。再将猪肉洗净后切成片状。将黄鳝、猪肉放入生姜、香葱、食盐、米醋等佐料中浸泡入味,然后放入锅中蒸熟,食肉饮汤。

【提示】不要购买体形很大的黄鳝,野生小黄鳝为好。

黄芪猪肝汤

【原料】猪肝500克,黄芪60克,食盐少许。

【功效】益气养肝,固表止汗。适用于小儿气血双亏,倦怠乏力,以及肺卫不固,极易感冒者。

【做法】先将黄芪在水中煎煮30分钟左右,去渣留汁。再将猪肝洗净后切成片状,入黄芪汤中煮熟,加入食盐,食肝饮汤。

【提示】注意购买质量保证的猪肝。

滋阴养血法

我国传统医学认为,小儿时期的整个生长发育过程,实际上是一个"阴长而阳充"的过程。小儿时期的生理特点主要表现在"稚阳未充,稚阴未长",并且相对地表现为"阳有余而阴不足",故又有小儿为"纯阳之体"之说。由此可见,滋阴养血,调和阴阳,对于小儿的生长发育有着十分重要的意义。

小儿可能由于先天的不足,或后天的喂养不当,严重挑食偏食,营养不良,反复感染疾病、大手术等原因,造成阴虚血亏,表现为身体虚弱,夜眠不安,自汗,盗汗,长期低热不退,头目昏眩,注意力不能集中,以及贫血等症候。滋阴养血类食补方,就是针对小儿阳有余、阴不足的生理特点,通过饮食营养的摄入,以及具有一定功效的食物或药材,达到滋阴养血的目的,以促进小儿的生长发育。

龙 眼 粥

【原料】龙眼肉 30 克,粳米 50 克,白糖适量。

【功效】滋阴养血,安神敛汗。适用于小儿心脾不足,阴虚血少,出现心神不宁,注意力难以集中,夜眠不安,易惊醒吵闹等。也可作为小儿贫血的日常饮食。

【做法】按常法煮粥,等粥将成时再加入龙眼肉。继续将粥熬好后,加入适量白糖当晚餐食用。

【提示】如出现贫血者,可按照西医的方法治疗。平时多摄取富铁的食物,如动物肝、动物血、红的肉和黑的肉。并注意摄物富含维生素 C 的蔬菜与水果,避免影响铁吸收的因素。

首乌红枣粥

【原料】何首乌(制)30~60 克,粳米 60 克,红枣 3~5 枚,红糖适量。

【功效】益肝肾,补气血。适用于小儿肝肾不足,气血亏虚,也可用于小儿贫血症,以及小儿头发早白等。

【做法】先将何首乌洗净切片,入水中浓煎约 30 分钟,去渣留汁。再将粳米、红枣同何首乌汁一起放入锅中熬粥。等粥成后跳入红糖,当晚餐食用。

【提示】何首乌煎汁时水适当多一些,这样煮粥时就够用。

桑 椹 粥

【原料】桑椹(干品,若用鲜品量要加倍)20~30 克,糯米 60 克。

【功效】清热育阴,养血补血。适用于小儿肝肾不足,目昏视弱,以及小儿贫血,少年白发等。也可作为小儿习惯性便秘的日常饮食。

【做法】先将桑椹用温水浸泡片刻后取出。将浸泡后的桑椹与糯米提起放入锅中加水熬粥,粥成后可当早餐或晚餐食用。

【提示】如见小儿阴虚发热,则可在粥中加入冰糖适量,调匀后食用。

脊 肉 粥

【原料】猪脊肉 100 克,粳米 150 克,川椒粉、食盐、料酒和香油各适量。

【功效】滋养脏腑,滑润肌肤。适用于小儿营养不良,气血双亏,以及小儿形体瘦弱,肌肤不荣等。

【做法】先将猪脊肉用温水洗净后切成小块用香油烹炒,加料酒去腥。将炒过的肉和粳米一起放入锅内加水熬粥。粥成后加入川椒粉、食盐,略煮片刻后即可食用。

【提示】如出现内热现象,不可加川椒粉。

枸杞子粥

【原料】枸杞子 30 克,粳米 50 克,红糖、蜂蜜各适量。

【功效】滋阴、养血、润燥。适用于小儿肝肾不足,阴虚血亏,可见头昏目眩,腰膝酸软,面白少华,毛发不荣,以及津液匮乏,口干舌燥,大便秘结等。也可作为小儿近视眼的辅助治疗。

【做法】先用水按常法熬粥,粥将成时加入枸杞子,再继续熬至粥成。加入红糖、蜂蜜,略煮片刻即可食用,可当早餐或晚餐食用。

【提示】另一种方法是先将枸杞子入水中浓煎取汁,然后熬粥,等粥快成时加入枸杞子汁再至粥成,然后加入红糖、蜂蜜略煮片刻。

乌 鸡 汤

【原料】雄乌鸡 1 只,陈橘皮 3 克,高良姜 2 克,胡椒 6 克,草果 2 枚,香葱、豆豉酱各适量。

【功效】温中健脾,补益气血。适用于小儿血亏气衰,身体虚弱,以及饮食不振,营养不良,气短气促等。

【做法】先将乌鸡处死后去净毛与肚杂,入水中洗干净后切成鸡丁。将陈橘皮,高良姜,胡椒,草果一起用纱布包扎好,同鸡丁一同放入锅中加水煮熟。然后再加入香葱、豆豉酱,不拘时吃鸡肉饮汤。

【提示】凡有表证、热毒未清者忌食。

花生蜜枣栗子羹

【原料】落花生（去壳取仁）100～200 克，蜜枣 10～20 枚，板栗（去壳）100克，冰糖适量。

【功效】健脾、益气、养血。可作为小儿脾虚食少，发育不良的补益食品。也可用于小儿再生障碍性贫血，以及血小板减少等症。

【做法】先将花生仁、蜜枣、板栗洗净后放入锅中加水用文火煮熟。再加入冰糖，继续用文火煮稠。

【提示】可不拘时食用。

桂圆薏苡仁莲子羹

【原料】桂圆肉 10～20 枚，薏苡仁 50～100 克，莲子肉 100 克，冰糖适量。

【功效】适用于小儿营养不良，以及小儿贫血，肌肉消瘦，毛发不荣等。

【做法】先将桂圆肉、薏苡仁、莲子肉一起放入锅中加水煮沸。然后用文火煎煮至熟稠，加入适量冰糖调匀。

【提示】可不拘时食用。

猪 肝 酱

【原料】猪肝 200 克，葱、姜、料酒适量。

【功效】养血补血。可作为小儿贫血症患者的日常菜肴。

【做法】将猪肝洗净后切成小块。将猪肝块和葱、姜、料酒一起放入锅中加水煮熟。取出猪肝块，用粉碎机粉碎成猪肝酱，用油煸炒，并加适量食盐调味即可。

【提示】可以涂抹在面包上吃。在早餐或点心时吃。

菠 菜 粥

【原料】菠菜 100～150 克，粳米 50～100 克。

【功效】滋阴，清热，通便。适用于小儿阴虚烦热，口腔反复溃疡，大便干燥等症。

【做法】先用水常法熬粥。待粥快成时，才将菠菜洗净切碎加入粥中，再煮熟。每日当晚餐食用。

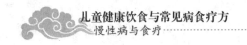

【提示】菠菜含较多的草酸,会影响钙、铁、锌的吸收,因此在白天时间应另外补充钙剂。菠菜并不是补铁的良好食材。

猪 蹄 粥

【原料】猪蹄1具,粳米50克,葱、姜、料酒各适量。

【功效】适用于小儿失血性贫血的补益,也可用于小儿大病之后,或手术后身体虚羸,尚未复原者。

【做法】先将猪蹄洗干净后加葱、姜、料酒一起烧至半熟,取出猪蹄备用。将猪蹄与粳米一起放入锅中加水熬粥。

【提示】粥成后只吃米粥。

健 脾 养 心 法

我国传统医学认为,心为君主之官,主神明,主血,有主导人的思维意识以及推动血脉运行的功能。脾为后天气血生化之源,统血,主运化,有统摄血液及输布水谷精微的功能。在正常情况下,心主血、主神明的功能有赖于后天脾脏输布的营养物质通达全身。由此可见,心脾二脏对于维护人体正常的血液运行,以及营养物质的输布,有着十分重要的意义。

小儿可能由于先天脾气不足,或后天喂养不当,挑食偏食严重,过食生冷,饥饱不匀,或经常生病,可以出现小儿纳呆、消化不良、心智发育滞后、心神不宁或生长发育迟缓。

红枣黄芪粥

【组成】红枣5～7枚,黄芪50克,粳米50～100克,蜂蜜1匙。

【功效】健脾,益气,养心。适用于小儿心脾气虚,形弱怕寒者。长期服用对小儿病毒性心肌炎有益。

【做法】先将黄芪入水中浓煎取汁。另将粳米、红枣按常法熬粥。待粥快成时加入黄芪汁及蜂蜜,继续熬至粥成后食用。

【提示】当早餐或晚餐食用。

莲子粉粥

【组成】莲子肉(去皮和心)50克,桂圆肉30克,冰糖适量。

【功效】健脾养心,益智安神。适用于小儿心脾血虚。对小儿智力发育及增强记忆力有所帮助。

【做法】先将莲子研磨成细粉后,用凉水调成糊状。然后与桂圆肉一起放入开水中煮成粥。加入冰糖调匀即可。

【提示】每晚临睡前服1碗。食后要刷牙。

莲子芡实荷叶粥

【组成】莲子(去心)、芡实各60克,荷叶(鲜品)1角(约1/4张),糯米、白砂糖各适量。

【功效】健脾升阳,养心安神。适用于小儿心脾两虚,气血衰少。

【做法】将莲子、芡实、荷叶和糯米洗净后放入锅中,按常法熬粥。粥成后加入砂糖调匀后食用。

【提示】每晚临睡前服1碗。食后要刷牙。

猪 心 粥

【组成】猪心1只,小米100克,食盐、料酒适量。

【功效】养血补心。适用于小儿阴虚血亏,心神不宁,夜眠不安。

【做法】先将猪心洗净后切成细丝,再放入油锅中加料酒煸炒。然后将猪心与小米一起放入锅中加水按常法熬粥。粥成后加适量食盐调味即可。

【提示】可当午餐或晚餐吃。

藕 粉 粥

【组成】藕粉、粳米各25克,白糖适量。

【功效】补益心脾。适用于心脾不足而引起的失眠、多梦、心烦、口渴、食少、乏力等症。

【做法】先将粳米放入锅中加水按常法熬粥。待粥快成时加入藕粉与白糖,调匀后食用。

【提示】可当早餐或晚餐食用。常作为小儿患病时期或病后调养的营养食品。

糯米百合莲子粥

【组成】糯米 100 克,百合(干品)25～50 克,莲子(去心)30 克,白糖适量。

【功效】健脾气,养心气。长期服用可增强小儿食欲,补益气血,且无滋腻满中的弊端。

【做法】先将莲子洗净后用水浸泡 3 小时左右。百合浸泡 15 分钟。将浸泡好的百合、莲子、糯米一起放入锅中加水按常法熬粥。粥成后加适量白糖调匀内即可。

【提示】可当早餐或晚餐食用。

糯米西洋参粥

【组成】糯米 50～100 克,西洋参 6 克,冰糖适量。

【功效】健脾、益气、养心。可作为小儿先天性心脏病以及小儿心肌炎患者的补益饮食。

【做法】先将西洋参用文火浓煎取汁。另将糯米按常法熬粥。等粥快成时加入西洋参汁,并加入冰糖,继续熬至粥稠融即可。

【提示】可长期当早餐或晚餐食用。

龙眼西洋参饮

【组成】龙眼肉 30 克,西洋参 6 克,白砂糖 3 克。

【功效】补心气,养心血,安心神。适用于心脾亏虚,气血不足,心悸、失眠、健忘、动则汗多而喘者。也可作为小儿心脏病患者的补益食品。

【做法】将龙眼肉、西洋参和白砂糖一起放入碗中,上加盖,置锅内隔水蒸成膏状即可。

【提示】每晚临睡前服用 1 匙,开水调匀后饮之。

红枣黑豆黄芪汤

【组成】红枣 20 枚,黑豆 60 克,黄芪 30 克。

【功效】健脾益气,养心敛汗。适用于小儿心脾不足,气虚自汗。

【做法】将红枣、黑豆、黄芪洗净后放入锅中加水煎汁即可。一日两次。

【提示】黄芪用于气虚证,但阴虚阳亢者慎用。红枣吃多了会生热、胀气,因此湿热重、舌苔黄者不宜食用。

桂圆大枣汤

【组成】桂圆肉 30 克,大枣 10 枚。

【功效】健脾养心,益气补血。适用于小儿心脾两虚的贫血症。

【做法】将桂圆肉、大枣一起放入锅中加水浓煎取汁。

【提示】每晚临睡前饮用。

润 肺 补 肺 法

我国传统医学认为,肺主气,司呼吸,具有贯通百脉,促进血液循环的作用,同时又是也是人体内气体交换的重要器官,从而保证人体内新陈代谢的不断进行。

然而,肺为娇脏,尤其对小儿而言,更因为其脏腑娇嫩,往往会因为肺脏的虚弱或不调而产生一系列呼吸系统的疾病,并因此而并发诸多其他脏器的疾病。就临床观察显示,呼吸系统的疾病可以说在儿科临床中占据第一位,而且反复发作,久而难愈。

润肺补肺类食疗方剂,就是针对以上特点设计的,即通过日常饮食营养的合理摄入,以保障肺气之通调,从而增强肺气的卫外功能,以及保证人体新陈代谢的正常进行。

白 芨 粥

【组成】干白芨(研粉)10 克,糯米 50～100 克,冰糖、蜂蜜各适量。

【功效】润肺、敛肺。可作为小儿肺结核患者的补益食品。

【做法】先按常法熬粥。待粥快成时加入白芨粉、冰糖和蜂蜜,继续熬至稠融即可。

【提示】长期当早餐或晚餐食用。

百 合 粥

【组成】干百合(研粉)20 克,葡萄干 10 克,糯米 50～100 克,冰糖适量。

【功效】滋阴润肺。适用于小儿肺阴不足,肺气不敛,反复干咳者。

【做法】先将葡萄干与糯米一起放入锅中加水熬粥。待粥快成时调入百合粉与冰糖,继续熬至稠融即可。

【提示】每天当晚餐食用。

沙 参 粥

【组成】南沙参(研粉)、天花粉(研粉)各 10 克,甜杏仁 6 克,糯米 50 克,冰糖适量。

【功效】滋阴润肺。可作为小儿慢性支气管炎患者的补益饮食。

【做法】先将杏仁与糯米一起放入锅中加水熬粥。待粥快成时调入沙参、天花粉与冰糖,继续熬至稠融即可。

【提示】当早餐或晚餐食用。

河 虾 面

【组成】河虾 50 克,嫩豆腐 25 克,新鲜豌豆 10 克,面条 50～100 克,橄榄油、香葱、生姜片、料酒、食盐、酱油、陈米醋各适量。

【功效】有温肾、补钙。可作为小儿肺结核患者,或缺钙儿童的补益饮食。

【做法】先将河虾洗净,放入锅中加水、香葱、生姜片、料酒煮熟,取出后剥去虾壳备用。下面条,水开后即捞出,用少量橄榄油拌匀。锅中加适量水,加入河虾、豆腐、新鲜豌豆、煮开后加入煮过的面条,文火慢煮至熟,加适量食盐、酱油与陈米醋调味即可。

【提示】可当午餐或晚餐食用。

秋 梨 膏

【组成】雪花梨(去皮核)2 个,款冬花 25 克,百合 25 克,麦门冬 25 克,川贝母 15 克,冰糖、蜂蜜各适量。

【功效】清咽润肺。适用于小儿肺阴不足,津液不济、干咳、咽燥等症。

【做法】先将雪花梨、款冬花、百合、麦门冬、川贝母一起放入锅中加水浓煎,过滤取汁。将汁水放入锅中用文火浓缩,然后加入冰糖与蜂蜜收膏。

【提示】每服 15 克,1 日 2 次,开水冲调后饮用。

百合冰糖羹

【组成】百合、冰糖各适量。

【功效】滋阴润燥,益肺补肺。可作为小儿肺结核患者得长期补益食品。

【做法】将以上两味一起放入锅中加水熬至稠融。

【提示】每天临睡前服1小碗。

银耳百合羹

【组成】百合50克,银耳6克,冰糖适量。

【功效】润肺补肺。长期服用可增强小儿体质,增颜驻容。

【做法】先将银耳用水浸泡,然后用大火煮开后文火煮烂。加入百合、冰糖一起煮至稠融即可。

【提示】每晚临睡前服1碗。可将30克银耳预先泡开后煮烂备用,每次取适量,与百合、冰糖一起煮至稠融即可。

银耳炖雪梨

【组成】雪梨(削皮,去核)1个,冰糖适量。

【功效】润燥补肺。可作为小儿秋季补益食品,有润肺止咳作用。

【做法】将雪梨切成片状,与冰糖一起放入锅中加水熬制,食梨饮汤。

【提示】可当点心食用。

银耳炖鸽肉

【组成】白鸽1只,银耳20克。

【功效】滋阴润燥,益肺补肺。适用于小儿阴虚肺燥,干咳,形体羸瘦。也可作为肺结核患者痊愈后的补益食品。

【做法】先将白鸽在水中溺毙,发去毛,破腹去杂,洗净后备用。将银耳浸泡水中,待变软后除去根部黄色部分。将白鸽与银耳一起放入锅中加水炖熟至烂,加入佐料后食用。

清蒸糯米藕

【组成】鲜嫩藕、糯米各适量。

【功效】清热润肺,益气生津。适用于小儿肺阴不足,阴虚盗汗,干咳。也可用于肺气不足,体虚乏力等。

【做法】先将藕清洗干净后切去藕节,不要丢弃,备用。将糯米淘洗干净,填入藕孔中,以满为度,可用筷子帮助装米。将原先切去的藕节,重新盖在原来部位,用牙签固定。然后放入锅中加水煮熟。

【提示】食用时可加白糖或蜂蜜。当早餐或点心食用。

百合蜜饯

【组成】新鲜百合 500 克,白砂糖 750 克,水 150 毫升。

【功效】益肺补肺。可作为小儿肺病患者的补益食品。也可用于小儿干咳日久不愈。

【做法】先将百合清洗干净。先将白砂糖与水一起放入锅中熬煮至沸,然后放入百合,在继续用文火熬,一直到成膏状为止。取出后冷定后储藏于干净瓶中保存。

【提示】可不拘时食用。

沙参蜜饯

【组成】沙参(鲜品,去皮)500 克,白砂糖 750 克,水 200 毫升。

【功效】滋阴润燥,益肺补肺。适用于小儿肺阴不足,干咳日久不愈。

【做法】先将白砂糖与水一起放入锅中熬成糖浆状。将沙参洗净切成片,放入糖浆中煮,至糖浆煮沸后改成文火煎至水气耗尽为度。取出、冷定后储藏于干净瓶中保存。

【提示】可不拘时食用。

糖 生 姜

【组成】新鲜生姜适量,白砂糖 1 罐。

【功效】温肺,补肺。可作为小儿慢性支气管炎及支气管性哮喘患者中兼有虚寒者的补益食品。也适用于小儿禀赋不足,肺经虚寒,极易感寒咳嗽者。

【做法】先将生姜洗净后切成薄片,然后置背阴处风干。然后埋入糖罐之中,数日后即可。

【提示】随意食用。

健 脾 补 中 法

我国传统医学认为,脾与胃相表里。胃主受纳,腐熟水谷。脾主运化,传输精微。两者共同完成饮食的消化吸收,并把其中的营养物质输布到身体的各个部位,从而为人体的生命活动提供充足的热能与营养素。

在儿科临床中,通常因为喂养不当,或小儿挑食偏食,或经常生病等原因导致脾胃功能失调,影响小儿的生长发育。其临床表现为食欲不振,大便失调,面色无华,精神萎靡,以及肌肉日渐消瘦等。健脾补中类食疗方剂,就是通过调节小儿脾胃功能,补养元气,增强食欲,以及矫正小儿挑食偏食的不良饮食习惯,从而保证饮食营养的摄入,促进小儿健康成长。

山 楂 粥

【组成】山楂(干品,鲜品用 60 克)30～40 克,粳米 60 克,白砂糖 10 克。

【功效】健脾,开胃,消食。适用于小儿胃纳不振,消化不良。

【做法】先将山楂洗净后放入砂锅中煎煮约 30 分钟,去渣留汁。将粳米淘洗后放入山楂汁中熬粥,待粥成后加入白砂糖。

【提示】当晚餐食用。

枣 姜 汤

【组成】红枣(去核,焙干)500 克,生姜(切片)500 克,甘草(炒)60 克,食盐(炒)60 克。

【功效】和脾胃,进饮食。适用于小儿胃气虚弱,营卫不和,导致的体衰,极易感冒,经常出现清窍不利,鼻流清涕等。

【做法】将以上 4 味各研为细末后调匀。每日晨起服 6～10 克。

【提示】空腹时用开水调服。

八 珍 散

【组成】人参、白术、黄芪(蜜水炙)、山药、茯苓、粟米(炒)、甘草(炙)、白扁豆(蒸)各 30 克。

【功效】健脾强胃。适用于病后脾胃虚弱,不思饮食。

【做法】将以上各研为极细末,然后和匀。加生姜 3 片,大枣 3 枚,一同入水中煎浓,去渣后再煎浓,等温时饮用。

【提示】1 日 3～4 次。

参苓白术散

【组成】莲子肉、薏苡仁、缩砂仁、桔梗(炒)各 500 克,白扁豆(姜汁浸,微炒)750 克,茯苓、人参、甘草(炒)、白术、山药各 1 000 克。

【功效】补气健脾。渗湿和胃。适用于脾胃气虚而挟湿之症,症见饮食不消,或吐或泻,形体瘦弱,四肢无力,胸脘满闷,脉缓弱等。

【做法】将以上各味研为极细末和匀。

【提示】每用 6 克,姜枣煎汤送服。

八 仙 膏

【组成】人参、山药、茯苓、芡实、莲子肉各 180 克,糯米 1 500 克,绵白糖 1 250 克,蜂蜜 500 克。

【功效】适用于脾胃虚弱,精神短少,饮食无味,食不作饥。

【做法】先将前 6 味各研为极细末后和匀。再将绵白糖和蜂蜜隔水炖化。将细末乘热加在糖蜜汁中和匀,摊铺于笼内,切成条糕状蒸熟,于火上烘烤至干。

【提示】每于晨起或饥饿时泡服数条。

白 雪 膏

【组成】大米、糯米各 500 克,山药、芡实、莲子肉(去皮心)各 120 克,白砂糖 500 克。

【功效】调脾健胃,固本还元。用于调理病后脾胃虚弱者。

【做法】先将前 5 味各研为极细末后和匀,再与白砂糖一同搅拌,入蒸笼内蒸糕。

【提示】随意食用。

鸡蛋山楂糕

【组成】山楂糕(市售)100 克,鸡蛋 1 枚,富强粉 50 克,白糖 50 克。

【功效】健脾调中,开胃进食。适用于小儿患病后,胃口不开,饮食无味。

【做法】先把鸡蛋打碎后和白糖一起打匀,然后加入面粉成糊状,匀摊于湿布上。然后在蒸笼里蒸 30 分钟取出。将山楂糕切成片状,放在糕上,随即卷起,再用干净布包扎紧。等凉后解去包扎布,切片。

【提示】随意食用。

莲 肉 糕

【组成】莲子肉(去心)300 克,粳米(也可用糯米)500 克。

【功效】补脾涩肠。适用于小儿脾虚不固,大便泄泻。

【做法】先将莲子肉放入水中煮烂,捣碎如泥状。在把粳米放入水中浸泡2个小时后淘净,与莲子肉一起拌匀,置瓷盆内隔水蒸熟。稍凉后压平,切成块状,撒白糖一层即可。

【提示】每日早、晚当点心吃。

白胡椒煲猪肚

【组成】猪肚(去油膜)1具,白胡椒(打碎)15克,五味佐料、食盐各适量。

【功效】健脾强胃,补虚益损。适用于小儿脾胃虚弱,身体亏损。

【做法】将猪肚用玉米粉及醋先洗净,再用温水冲干净。再将胡椒粉放入猪肚内,放入锅中用文火炖烂,加适量佐料与食盐,略煮片刻即可。

【提示】食猪肚并饮汤。

烩 羊 肉

【组成】羊肉1 000克,八角茴香、生姜、香葱、花椒、食盐各适量。

【功效】温补脾胃,暖中补虚。适用于小儿脾胃虚弱,畏寒形怯。

【做法】将羊肉洗净后煮烂去骨,再将茴香等佐料用纱布包好,与羊肉一起用文火烩熟。

【提示】食羊肉并饮汤。

糖 藕 片

【组成】鲜藕不拘多少,冰糖适量。

【功效】健脾益气,调中补虚。适用于小儿脾胃虚极,饮食不进,乃至肌肉消瘦,神疲气弱等。

【做法】先将藕片洗净后切成薄片备用。将冰糖加水煮融。将藕片放入冰糖水中煮片刻,取出后晾干。

【提示】不拘时食用。

冬 瓜 条

【组成】冬瓜(鲜品,去皮),不拘多少,冰糖、白糖各适量。

【功效】健脾调中,利水消肿。适用于小儿脾胃虚弱,水湿不利。尤其适用于小儿肾炎水肿患者。

【做法】将冬瓜去皮洗净后晾干,切成寸许长小条备用。将白糖、冰糖加水

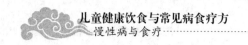

熬融。将冬瓜条放入糖水中录入煮片刻。取出晾干即可。

【提示】随意食用。

补 肾 固 元 法

我国传统医学认为,肾藏精,内寓元阴元阳,使人体生命活动的先天之本。其主水,主骨,生髓。开窍于耳,上通于脑,人的精神、思维、意识等活动,都与肾气的盛衰有着极为密切的联系。

一般来说,肾气旺盛,大多筋骨强壮,智力聪敏;反之,肾气虚弱,则往往会出现头晕耳鸣、健忘失眠、动作迟钝以及智力发育迟缓等症。在小儿又表现牙齿迟发、囟门迟闭、行走较迟,以及毛发稀疏等。少儿又往往出现少白头等现象。小儿肾气的强弱多于先天禀赋有着密切联系。补肾强身类食补方,一方面能弥补先天不足的状况,另一方面则能促进小儿身体发育和智力发育。

海参粥

【组成】粳米 30～50 克,海参 15～20 克。

【功效】补肾润燥。适用于小儿先天不足,毛发不荣,肌肤干燥等。

【做法】先将海参发好切成小块,然后与粳米一起放入锅中加水熬粥。

【提示】晨起当早餐食用。

人参胡桃煎

【组成】人参 3 克,胡桃仁 3 个。

【功效】益气固肾。适用于肺肾气虚,面色萎黄,形体羸瘦,气短自汗等。

【做法】将上述两味一起放入锅中加水煮,水沸后用文火煮 30 分钟。

【提示】饮汤并食人参及胡桃肉(胡桃即核桃)。

芝麻胡桃粉

【组成】黑芝麻、核桃仁、花生仁各等份,白砂糖适量。

【功效】补肾养血。适用于肾虚血亏,小儿头发早白。

【做法】将前 3 味一起炒熟后捣碎,加白糖拌匀。

【提示】每次 1 匙。随意食用。

鸡头羹粉

【组成】鸡头米(研成粉)20～30 克,羊脊骨 1 副,姜、葱、食盐各适量。

【功效】补肾气,益精气,强筋骨。适用于小儿肝肾不足,腰膝酸软。

【做法】先将羊脊骨熬煮取汁,再将鸡头粉放入羊脊骨汤中调匀,再加葱、姜、食盐等煮食熟即可。

【提示】可当正餐食用。

羊 骨 粥

【组成】羊骨(砸碎)1 具,陈橘皮、良姜各 6 克,草果 2 个,生姜 30 克,粳米 50 克,食盐适量。

【功效】壮腰健肾,强筋健骨。适用于小儿先天不足,筋骨不健,行走迟缓者。

【做法】先将羊骨洗净,加水熬至沸,再加入佐料用文火熬至汤成。将洗净的粳米放入羊骨汤中熬粥。

【提示】当正餐食用。

鸡头粉羊肉面片

【组成】羊肉 500 克,草果 5 个,回回豆(大去皮)50 克,鸡头粉 1 000 克,豆粉 500 克,姜汁、葱、食盐各适量。

【功效】温补脾肾,补中益气。适用于小额脾肾阳虚,久泄不止,小便频数,尿床,肌肉消瘦面色萎黄。

【做法】先将羊肉洗净,与草果、回回豆一起煮汤滤汁备用。用鸡头粉、豆粉和此汤擀成面片。将羊肉切细,与面片一起在锅中加水煮熟,再加佐料后食用。

【提示】当正餐食用。

羊脊骨羹

【组成】羊脊骨(砸碎)1 具,肉苁蓉(洗后切片)30 克,草果 3 个,荜茇 6 克。

【功效】壮腰补肾。适用于小儿肾气不足,筋骨萎弱,行走迟缓。

【做法】以上各味一起放入锅中煮汁去渣,以此汁煮面食,加入佐料调味。

【提示】当正餐食用。

炖白木耳肉

【组成】白木耳 15~30 克,瘦肉(猪、羊、牛肉都可以)适量,大枣 10 枚,佐料适量。

【功效】补中益气,强身健身。适用于脾肾不足,气血亏虚,神疲倦怠,失眠健忘等。

【做法】先将白木耳泡发,用此汤加水与瘦肉、大枣一起炖至烂熟。

【提示】当正餐食用。

冰糖核桃

【组成】核桃去皮不拘多少,冰糖适量。

【功效】益肾补肾。适用于小儿先天不足,肾气亏虚。

【做法】先用水将冰糖熬化,然后将核桃煎煮,至水气耗尽为度,等冷后储于容器保存。

【提示】不拘时食用。

金樱子煎

【组成】金樱子(去刺及籽)不拘多少。

【功效】补益肝肾。适用于小儿先天不足,气血亏虚。

【做法】水煎浓缩,似稀饧状。

【提示】每日晨起空腹服 1 匙,开水调下。

儿童常见病食疗方

新生儿疾病食疗方

新生儿黄疸

医学上把未满月(出生 28 天内)新生儿的黄疸,称为新生儿黄疸,即新生儿时期由于胆红素代谢异常,引起血中胆红素水平升高,而出现于皮肤、黏膜及巩膜黄疸为特征的病症,本病有生理性和病理性之分。生理性黄疸在出生后 2~3 天出现,4~6 天达到高峰,7~10 天消退,故无需采取任何措施。早产儿持续时间较长,除有轻微食欲不振外,无其他临床症状。若生后 24 小时即出现黄疸,2~3 周仍不退,甚至继续加深加重或消退后重复出现或生后一周至数周内才开始出现黄疸,均为病理性黄疸。病理性黄疸除了因为肿瘤、梗阻等阻塞性黄疸外,大多与胎孕有关,故此中医又称之为"胎黄"、"胎疸"等,此类患儿的黄疸大多消退较慢,其黄疸程度也常见日益加深,并且往往伴有发热、呕吐、皮肤瘙痒、红疹以及小便黄赤等其他临床征候。

土瓜根汁

【组成】土瓜根不拘多少。

【功效】通瘀退黄。主治新生儿脏腑瘀积,皮肤出现黄疸,其黄色晦暗。兼见神疲势卧,呕吐,或伴有虚寒征象等。

【做法】先将土瓜根洗净,切碎后捣汁,取 1 升,不拘时哺之。

【提示】土瓜又名王瓜,其根驱热行瘀,故此可以通瘀行水,从而使黄疸从小便利出。

车前草饮

【组成】车前草(新鲜,全草)2 握,白砂糖适量。

【功效】清热,利尿,退黄。

【做法】先将车前草洗净,加水浓煎,去渣留汁,入白糖调匀,不拘时哺之。

茵陈玉米须

【组成】茵陈 30~60 克,玉米须 10 克,白砂糖适量。

【功效】清热,利湿,退黄。

【做法】先将前 2 味入水同煎,约 15 分钟后去渣留汁,再加白糖调匀,不拘时哺之。

新生儿不乳

　　婴儿出生后 12~24 小时之后仍不能吸吮的话,就可称之为"不乳"或称"难乳"。导致新生儿不乳的原因很多,有先天性禀赋不足,脾胃虚寒之故;也有因秽热郁积,浊阴内聚引起的。如果新生儿初起吸吮正常,继而又出现不乳者,则大多因为外感或内伤所致。但如因口腔感染而不能吸吮的话,就不属于此例。

人乳葱白饮

【组成】人乳汁适量,葱白 1 寸。

【功效】温中散寒,健脾开胃。主治新生儿脾胃虚寒,小便清长,大便稀溏,如食难进或食后即吐。

【做法】以上 2 味同煎至沸,滤去葱白,乘温哺之。

启 乳 饮

【组成】葛根(鲜品,干品则用 15 克)30 克,葱白 2 茎,一捻金散 3 克。

【功效】通便逐秽,清热生津。主治新生儿秽浊内聚,乳食难进,症见腹部膨胀,大便腐臭,小便短赤。

【做法】先用水煎葛根、葱白,15~20 分钟后去渣留汁,调入一捻金散,不拘时哺之。

二生蛋白饼

【组成】生香附、生半夏各 6 克,鸡蛋 2 枚取蛋清。

【功效】主治新生儿脾胃虚寒,难乳不食。

【做法】先将前 2 味研为极细末,用蛋清调和作饼,分别贴于两足心。

芙蓉鸡蛋饼

【组成】芙蓉花(也可用芙蓉叶祸根代替)适量,鸡蛋2枚。

【功效】主治新生儿秽热积聚,口不开,乳食不进,效果明显。

【做法】先将芙蓉花锤至极为融烂,再将鸡蛋打入,和匀后煎饼,待冷后敷于患儿脐眼上,外用绑带扎紧。

新生儿大便不通

通常情况下,新生儿应在出生后 24 小时内即排出胎粪,其粪色呈暗绿,质地黏稠,且无特殊臭味,是由肠道脱落细胞及羊水消化而成。反之如新生儿在出生 2 天后仍然不见大便排出,并且经检查后排除了先天性消化道畸形,大多是由于胎热积秽,应当积极地采取治疗措施,以通调大便,荡涤积滞,避免因此而引起其他疾患。

槐花散

【组成】槐花(洗净)30 克,生甘草(泡)10 克。

【功效】主治婴幼儿大便不通,也可治小儿痔疮、肠风下血等症。

【做法】以上 2 味洗净后晒干,研为极细末,每用 3 克,淡茶水调匀后哺之。

蜜导法

【组成】白蜂蜜 50 克,皂角(焙干),猪胆汁各适量。

【功效】清热润肠,除秽通便。

【做法】先将皂角焙干,研为极细末,再兑入蜂蜜调匀,用手捻如枣核大小蜜丸。每次用 1 枚。用时先将蜜丸置猪胆汁中蘸之,再用导管将蜜丸纳入患儿肛门内即可;也可将皂角末与蜂蜜、猪胆汁共调成稀糊状,用注射管推入肛门内。

大黄饮

【组成】生大黄 1 克。

【功效】泻热通便。

【做法】开水闷泡数分钟,取汁加蜜适量,徐徐喂下。便下 1～2 次,以量多而通畅为度,不再服。

芝麻皮硝油

【组成】将芝麻油 30 克,皮硝少许。

【功效】益脾健运,理气通便。主治气机失调,不大便或仅排少量胎便,腹胀如球,脐孔突出,满闷哭闹,呕吐。

【做法】同油煎滚待冷,以茶匙缓缓灌入口中,咽下即通。

甘草黄连汤

【组成】甘草 1 克,黄连 1 克。

【功效】泻火解毒。主治新生儿胎热积秽,大便不通。

【做法】将两味研末,沸汤浸渍片刻,去渣取汁,徐徐喂服。

新生儿小便不通

新生儿出生后两天仍不小便,经检查后排除了先天性泌尿系统畸形,但属病变。此类病变一般是由于新生儿元气虚弱,气化不利之故。也有因为膀胱蕴热所致。应当积极采取相应的治疗措施。

通草灯心汤

【组成】通草 3 克,生甘草 1.5 克,灯心 3 克。

【功效】清热利尿。主治新生儿胎热壅结,面唇红润,烦躁多啼,啼声有力。

【做法】煎汤取汁,人乳调匀后服。

葱白汤

【组成】葱白 9～12 厘米,人乳适量。

【功效】温中利尿。主治新生儿脾胃虚寒,脏腑不温,小便不利。

【做法】将拌好的葱白人乳放入小儿口内,让小儿吮吸母乳即咽下上述葱乳混合物,小便即通。

芦根地龙汤

【组成】新鲜芦根(洗净)数尺,地龙数条。

【功效】滋阴清热,通淋利尿。主治新生儿胎热内蕴,小便短赤,点滴而下,甚至出现小便癃闭者。

【做法】将芦根与地龙同捣取汁,不拘时哺之;也可将地龙置于碗中,撒白砂糖少许,片刻后取地龙分泌物,在将芦根切碎捣汁,两者和匀,不拘时哺之。

芹菜桑皮饮

【组成】新鲜芹菜(去根)1握,新鲜桑根白皮适量。

【功效】清热泻火,通淋利尿。主治新生儿小便热闭。

【做法】将以上2物洗净切碎,共捣烂,扭出汁水,以碗盛之,置锅内蒸熟,乘热哺之。忌见铁器。

葱乳饮

【组成】大葱头1枚,人乳汁适量。

【功效】温中利尿。主治新生儿脾胃虚寒,脏腑不温,小便不利。

【做法】先将大葱头洗净后切碎,再与人乳汁一同置于锅内蒸熟,滤去葱头,取人乳汁乘温哺之。

葱姜豆豉饼

【组成】大葱(连根须)1茎,鲜生姜1小块,淡豆豉21粒,细盐2小匙。

【功效】解表散寒,温中利尿。主治新生儿禀赋虚寒,复感外邪,小便不通。

【做法】先将前3味洗净后共捣烂,再加细盐和匀后共研之,烘热后敷于患儿脐上,以绑带束好,良久小便自通。

五苓补气汤

【组成】人参1.5克,五苓散3克。

【功效】补气利水。主治新生儿元气亏虚,面色苍白,反应低下,神疲乏力,哭声低弱。

【做法】人参煎汤,调服五苓散,每日早、晚各1次。

田螺葱豆饼

【组成】田螺(去壳取肉)49个,香葱根(带土)7根,黑豆7粒,细盐少许。

【功效】清热,通淋,利尿。主治新生儿内热外感,小便不通。

【做法】先将前3味洗净后共捣至烂,再加细盐搅拌和匀,敷于患儿脐上,以绑带束好,须臾小便即通。

小儿常见病食疗方

感冒

感冒俗称"伤风",是儿科临床中最常见的疾病,一般可分为普通感冒与流行性感冒。其临床症状主要以发热、恶寒、头痛、咳嗽、鼻塞等为特征。中医认为,感冒大致上可分为风寒、风热、暑湿之分。流行性感冒则因其发病较快,有强烈传染性,且临床症状严重,故又称之为"流行时疫"。小儿感冒常引起禀赋未充,卫气不固,易为风邪所侵之故。

感冒的治疗首先应当根据感受病邪的不同,区别对待。根据感冒的性质采取相应的措施。如外感风寒则采用辛温解表法,外感风热则采用辛凉解表法,风瘟或所谓的流行时疫则可采取消热解毒等治疗原则。如小儿反复外感,或外感后日久难愈,则当采用益气固表法。应用下列食疗方一定要掌握感冒的不同特征,对症使用。

神 仙 粥

【组成】糯米60克,鲜生姜7片,葱白(连根须)5～7茎,米醋15克。

【功效】发汗解表。主治外感风寒,头痛,骨节烦痛,以及四时疫气流行等。

【做法】先按常法用水煮糯米熬粥,等米熟后加入生姜、葱白,继续熬片刻,兑入米醋,调匀后食用。食后盖被取汗,效果更佳。

【提示】"一把糯米煮成汤,七个葱须七片姜,熬热兑入半杯醋,伤风感冒保平康。"此为外感风寒的食疗方。小儿发热时身体感到冷或畏寒,也无上火的表现,如喜冷饮等。

葱 豉 粥

【组成】葱白(去根)2寸(约6.7厘米),淡豆豉10克,白米50克。

【功效】温经散寒,通阳解表。主治外感初起 1～2 日,症见怕风恶寒,头痛不甚,咳嗽,鼻塞,流涕,喷嚏不已等。

【做法】先按常法用水煮米熬粥,待米熟后加入葱白、淡豆豉再煮,粥稠融后不拘时食用。尤以热服后出汗为佳。

【提示】一般来说,寒随汗出。此方为外感初起时用。

加味香薷饮

【组成】香薷、厚朴各 6 克,白茯苓、宣木瓜、白扁豆、薏苡仁各 2 克。

【功效】祛暑解表,化湿和中。主治夏季感冒,风寒束表,水湿内停,症见恶寒发热,热不甚高,头痛身重,无汗,或有汗而出不畅,腹痛,吐泻等。

【做法】水煎温服,早、晚各 1 次。

【提示】此为夏季受凉的感冒,兼有水湿内停的表现。

清 络 饮

【组成】鲜荷叶 1 张,鲜竹叶、鲜金银花、鲜扁豆花各 12 克,西瓜翠皮 3 片,鲜丝瓜皮适量。

【功效】解暑生津,清除肺热。主治外感暑热,症见身热汗出,咽喉肿痛,头痛,目赤,鼻出血,小便短赤等。

【做法】先将以上 6 味洗净,加水煎约 15 分钟,去渣取汁,待凉后当茶饮。

【提示】此方均由清热解暑之品所组成,具有较好的清热生津功效,所以除了可用于治疗夏季外感属热等症,也可如上法煎汤取汁,作为夏季清凉饮料,不拘时饮用。

雀 茶 饮

【组成】谷雨前(真清明前者)茶叶入锅炒焦,不拘多少。

【功效】清热除烦。主治外感风热,延缠日久,诸药效果不佳者;或外感邪热内传,症见身目发黄,人渐消瘦,无药可愈者。

【做法】用滚开水冲泡茶叶,候温,令频频饮之。

三 石 汤

【组成】滑石、寒水石、生石膏各 12 克,金银花、淡竹茹各 9 克,杏仁(去皮尖)、通草各 6 克。

【功效】清热利湿,宣通三焦,凉血解毒。主治夏季外感,暑湿弥漫三焦,身热大汗,面赤鼻出血,小便短赤,咳痰带血。

【做法】水5杯,将上各味煮成2杯,分2次温服,早、晚各1次。

青 盂 汤

【组成】荷叶(用四周边浮水者良,鲜者尤佳)1张,生石膏(捣细)50,真羚羊角(另煎,兑服)6克,知母18克,蝉蜕(去足与土)9克,僵蚕6克,金线重楼(切片)6克,粉甘草4.5克。

【功效】清瘟解毒。主治温疫表里俱热,头面肿疼,其肿或连项及胸;也治阳毒发斑疹等。

【做法】将以上各味用水煎,凉服

【提示】此为瘟病重症,须由医生诊断、开方。

神 术 散

【组成】苍术(制)60克,防风60克,甘草(炒)30克,生姜3片,葱白3茎。

【功效】解表祛风,发汗健脾。主治外感风寒,内伤饮冷,外感寒邪,症见发热恶寒,无汗,身体疼痛者。

【做法】先将前3味共研为细末,再与葱白、生姜一同放入水中煎煮,约15分钟后去渣取汁,乘温饮用。

桂枝附子汤

【组成】嫩桂枝、甘草(炙)各6克,附子(炮,去皮脐)3个,生姜3片,大枣5枚。

【功效】温经疏表,祛湿和中。主治小儿禀赋素弱,每遇风寒疾患感冒,或感冒以后日久难愈者。

【做法】将以上各味水煎取汁,2碗水煎至1碗,乘温服之,不拘时。

葱豉荷米汤

【组成】鲜葱白1茎,淡豆豉6克,薄荷3克,粳米15克,水煎服。

【功效】祛风解表。主治小儿外感初起,头痛身热,发冷无汗等。

【做法】水煎温服,早、晚各1次。

【提示】葱白可治伤风寒的寒热,但表虚多汗者忌食。葱应忌与蜜、枣、地黄、常山同食。

豆腐葱白豆豉汤

【组成】嫩豆腐 250 克,淡豆豉 12 克,葱白段 15 克,水适量。

【功效】汤味清淡。豆腐能清热解毒,葱白亦有发汗解表、散寒通阳等功能。二者与有解毒除烦功效的豆豉相配,能治外感咳嗽、鼻塞流涕、咽痒喉疼等症。可用于小儿夏季热火感冒后低热不退等病症。

【做法】将豆腐冲洗干净,切块;豆豉冲洗干净。将二者与葱白段一起放入沙锅中,加水煮开,改用文火炖 5 分钟即可。

太上五神茶

【组成】六安茶叶(隔年陈品)100 克,山楂(蒸熟)30 克,麦芽、陈橘皮各 18 克,紫苏叶 24 克,厚朴、干姜各 12 克。

【功效】疏风解表,解肌退热。主治外感风热,头痛身热,咳嗽,以及伤食吐泻,火箭下痢赤白等。

【做法】先将以上 7 味同置铁锅中炒,再研为细木,和匀后装入瓷瓶中,放于通风干燥处备用。如遇有外感患者,可取上末 6～9 克,水煎顿服。

紫 苏 粥

【组成】紫苏叶 6 克,粳米 50 克,红糖适量。

【功效】紫苏叶辛温,有散寒解表、行气宽中的功效。紫苏叶与粳米同煮,有和胃散寒作用。用于体弱婴儿,对偶感风寒易患感冒者有效。

【做法】粳米用清水淘洗干净。砂锅内加入适量水,放入紫苏叶,煮沸 1 分钟,去渣取汁备用。锅内加水,烧开,加入粳米煮粥,待粥熟时,再加入紫苏叶汁和红糖,搅匀即成。

豆腐葱花汤

【组成】鲜豆腐 2 块,葱 2～4 根,油、姜片、酱油、香油、味精各少许。

【功效】豆腐味甘微寒,能补脾益胃,清热润燥,利小便,解热毒。葱辛温,有发汗解毒作用。此汤有散寒清热的功效。适用于小儿外感风寒,内有胃热、咽痛声哑等症。

【做法】豆腐切成小块或条,在清水中浸泡半小时,放入油锅中销煎,加入适量清水,同时放进姜片、酱油,煮沸后再煮20分钟,将葱切碎,拌入豆腐汤内,烧开后,淋入香油,撒上味精即成。

百合啤梨白藕汤

【组成】鲜百合200克,生啤梨2个,白莲藕250克,盐少许。

【功效】梨味甘,微酸,性凉,有生津止渴、宽胸除烦、滋阴降火、泻热化痰、润肺止渴诸功效。《本草求原》说:"梨汁煮粥,治小儿疳热及风热昏燥"。此汤还有莲藕,能清热除烦。《本草纲目拾遗》说百合"清痰火,补虚损"。此汤三味合用,可治小儿伤风感冒、咳嗽等症。

【做法】将鲜百合洗净,撕成小片状;折莲藕洗净去节,切成小块,煮约10分钟,下盐调味即成。把啤梨与白藕放入清水中煲2小时,再加入鲜百合片,煮约10分钟,下盐调味即成。

白萝卜炖大排

【组成】猪排1 000克,白萝卜500克,葱段、姜片、料酒、花椒、胡椒面、盐各适量。

【功效】白萝卜有"赛人参"之美称,可见其营养丰富,且有滋补润心、通气活血之功效,小儿伤风感冒、咳嗽吐痰,吃此菜(或喝汤)后,可立见功效。

【做法】猪排剁成小块,入开锅中焯一下,捞出用凉水冲洗干净,重新入开水锅中,放葱、姜、料酒、花椒、胡椒面,用中火煮炖90分钟,捞出去骨;白萝卜去皮,切条,用开水焯一下,去生味。锅内煮的排骨汤继续烧开,投入排骨和萝卜条,炖15分钟,肉烂、萝卜软即成。

北芪龙眼羊肉汤

【组成】北芪15克,龙眼肉10克,羊肉100克。

【功效】羊肉味甘、性温,补血益气,温中暖肾,龙眼滋阴养血益心;北芪益气固表。三者同用,对体虚、自汗、脾肾亏损患儿有辅助治疗作用。

【做法】羊肉洗净,切成块,用沸水稍烫。北芪、龙眼洗净,置锅内,加水适量,用旺火烧开,加入羊肉块,用文火炖至羊肉软烂,成浓稠汤汁。根据患儿喜爱,可加盐或糖,制成咸味或甜味汤,比白汤好吃得多。每日早、晚1次,温热服用。

发 热

发热是以体温升高为主要表现的儿科常见临床症状之一,一般体温超过37℃以上者就可称为发热。发热又分为低热(腋温 37.5℃～37.9℃)、中度热(腋温 38℃～38.9℃)、高热(39℃～41℃)、超高热(超过 41℃)。小儿正常体温的范围为腋温 36℃～37℃、肛温 36.5℃～37.5℃。通常情况下,腋温比口温低0.4℃,口温比肛温低 0.3℃左右。这种差别随着体温升高变得不明显,高热时三者基本一致。

传统医学就发热的治疗,采取"热则清之"的原则。在实际临床工作中,应当根据发热的性质,分别采用"实则泻之"、"虚则补之"的基本原则。对于阴虚发热的治疗,则宜滋阴清热为用,即所谓的"壮水之主,以制阳光";若见实热之证,则当清之、泻之。对于临床中高热不退的患者,在药物治疗的同时,应配合物理降温,必要时可中西医结合治疗,适当输液。婴幼儿发热时消化液的分泌减少,胃肠蠕动减慢,使消化功能明显减弱。因而小儿发热的饮食宜清淡、易消化为主,辅以食疗。

石 膏 粥

【组成】生石膏 30 克,粳米 50 克。

【功效】清热、止咳、定喘。主治高烧壮热,口干、口渴,大汗出,头痛,牙痛;也可治喘促不定,小便短赤等症。

【做法】先用水煮生石膏,约 15 分钟,去渣留汁,再加入粳米熬粥,粥成后候凉食用。

生芦根粥

【组成】鲜芦根(也可用干品 50 克)100 克,淡竹茹 20 克,生姜 3 片,粳米75 克。

【功效】滋阴清热,除烦止呕。主治小儿壮热心烦,口干口渴,呕逆不止,饮食不下,或见咳吐脓血等。

【做法】先将生芦根洗净后切成小段,与淡竹茹一同放入锅中加水煮,约 15分钟后去渣留汁,再加入粳米熬粥,待粥将成时再加入生姜,略煮片刻,候凉后食用。

黄菊花粥

【组成】菊花6克,粳米50克,冰糖适量。

【功效】疏风清热,清解解暑、醒脑提神,适用于小儿感冒风热,症见发热头痛。

【做法】先加水煮粥,粥快熟时加入菊花6克(布包),再煮约10分钟,加适量冰糖即成。也可用另一锅加水煮菊花,约煮10分钟后去渣留汁,再将菊花水加入粥中再煮5分钟即可。

生地黄粥

【组成】生地黄汁50毫升,粳米50克,生姜3片。

【功效】清热凉血,养阴生津。主治高热心烦,口鼻出血。也可治高热后期,低热日久不退者。

【做法】先用水如常法煮米熬粥,待粥将成时加入生姜,继续熬至粥稠融,对入生地黄汁,待粥凉后食用。

汗 豉 粥

【组成】淡豆豉12～20克,荆芥3～6克,麻黄1～2克,葛根20克,生山栀3克,生石膏(研末)60～90克,生姜3片,葱白2茎,粳米100克。

【功效】适用于外感而引起的高热,以及病毒性感染而引起的高热患者。

【做法】先将前8味一同放入锅中加水煎之,约15分钟,去渣留汁,再加入粳米煮粥,粥成后食用。

竹 叶 粥

【组成】鲜竹叶30克,生石膏20克,粳米50克,白砂糖适量。

【功效】清热除烦,清心泻火,利水通淋。主治外感风热者。心火炽盛,高热心烦,口舌生疮,小便短赤,以及溺时小便灼热涩痛等。

【做法】先将竹叶洗净,与石膏一同放入锅中加水煮约15分钟,去渣留汁,再加入粳米熬粥,待粥成后调入白糖,不拘时食用。

芹 菜 粥

【组成】芹菜适量,粳米50克。

【功效】清热泻火。主治小儿发热,热不甚高,但原因不明者;也可治外感风热,头痛身热,口干烦渴,二便不利者。

【做法】先用水如常法煮米熬粥,待粥将成时将洗净后切碎的芹菜放入粥中,再将粥煮至稠融。

麦门冬粥

【组成】麦门冬 30 克,粳米 100 克,白砂糖适量。

【功效】清心润肺,养胃生津。主治阴液亏损,低热不退者。

【做法】先用水煮麦门冬,煮烂后去渣留汁,再加入粳米熬粥,待粥成后调入白糖,每日当晚餐食用。

珍珠母粥

【组成】珍珠母 120 克,粳米 50 克。

【功效】清热解毒,止咳除烦。主治温病发热,口渴,面目红赤等。

【做法】先用水煮珍珠母约 30 分钟,去渣留汁,再加入粳米熬粥,待粥凉后食用。

菱角粉粥

【组成】菱角粉 30 克,白砂糖适量。

【功效】清暑解热,和胃安中。主治外感暑热,胃津受损,食减烦渴等症。

【做法】先用少量冷开水将菱角粉调成稀糊状,再加入白糖,用滚开水冲调后食用。

薏苡仁绿豆百合粥

【组成】薏苡仁 50 克,绿豆 30 克,鲜百合 25 克,粳米 25 克,白糖适量。

【功效】清热解毒,止渴除烦。适用于小儿夏季暑热,或发热后食欲不振。早、晚各服 1 小碗。脾胃虚寒者慎用。

【做法】先将百合掰成瓣,撕去内膜,用盐稍渍一遍,洗净,以去除苦味备用。将绿豆、薏苡仁和粳米加水煮至七成酥后加入百合,再用文火焖酥,待粥稠融后加白糖适量调味。

生姜红糖粥

【组成】生姜 3 片,红糖 12 克,粳米 50 克。

【功效】解表散寒，发汗祛风。主治外感风寒，也可致肺寒痰饮咳嗽。适合 8 个月以上宝宝。

【做法】先用水如常法煮米熬粥，待粥成时，将生姜、红糖加入到滚粥中，热服。

瓜 蒂 饮

【组成】瓜蒂 14 枚。

【功效】主治夏月伤与冷水，水行皮中，乃至阻碍气机运行，症见身热疼痛等。

【做法】将瓜蒂研为粗末，一次 1.5～3 克，水煎后饮之。

【提示】瓜蒂又叫苦丁香、甜瓜蒂、香瓜蒂，为甜瓜的果梗。甜瓜盛产期，剪取青绿色瓜蒂阴干即可。本品苦寒有小毒，主入胃经，功善催吐热痰、宿食，而治痰迷癫狂。研末畜鼻，去湿热退黄疸。体虚胃寒者慎服。

冬瓜荷叶汤

【组成】冬瓜 250 克，荷叶 1 张。

【功效】清热化痰、清热利尿，解暑除烦，适用于暑湿泄泻、发热者。对夏季低热、口渴心烦疗效较佳。适合 1 周岁以上宝宝。

【做法】先将冬瓜洗净，连皮切成块，荷叶切碎，将两物一同入水煮汤，汤成后去荷叶加盐喝汤。

双 花 饮

【组成】金银花 10 克，菊花 10 克。

【功效】清热解毒。适合 6 个月以上宝宝。

【做法】将以上 2 味放入锅中加水煮 15 分钟，取汁当茶饮。

红 绿 饮

【组成】绿豆 50 克，小红枣 50 克，白糖适量。

【功效】绿豆甘凉，有清胆养胃、解热、解暑、止渴之功，红枣健脾益气，两者合用，适用于发热而微汗者。

【做法】加水煮红枣，绿豆，煮到绿豆"开花"、红枣胀圆，加糖适量。

西瓜番茄汁

【组成】西瓜 250 克,番茄 100 克。

【功效】清热解暑,生津利尿。适用于口渴、心烦、食欲不振及小便赤黄等症。

【做法】将西瓜、番茄一起用纱布绞取汁,不拘时饮用。连瓜皮白肉一起榨汁更佳。

芦竹饮

【组成】鲜芦根 90 克,鲜竹叶 30 克。

【功效】滋阴清热,除烦止呕,清心泻火,利水通淋。主治外感热病,肺胃津伤,热不退,口干烦渴等。

【做法】水煎取汁,早、晚各一服。

三白饮

【组成】鸡蛋(取蛋清)1 枚,蜂蜜 1 匙,芒硝 9 克。

【功效】芒硝咸、苦、寒,归胃经、肺经、脾经、肾经、小肠经、三焦经及大肠经,可泻热通便,润燥软坚,清火消肿。主治实热便秘,大便燥结,或发热日久不退者,也可治发热狂乱。脾胃虚寒者禁用。

【做法】以上 3 味同入凉水中调和,顿服。

【提示】此食疗方宜在医生指导下服用。

五汁饮

【组成】梨汁、荸荠汁、藕汁(或代以甘蔗汁)、麦门冬汁、鲜苇根汁各适量。

【功效】清热解暑,止渴生津。主治小儿高热不退,津液灼伤,口干口渴,或见口吐白沫,黏滞不爽者。

【做法】将以上五汁混合和匀,乘凉饮用,如不喜欢凉饮,也可炖热后温饮。

龙脑饮子

【组成】甘草(炙)40 克,山栀子仁(炒)30 克,石膏 10 克,藿香叶 6 克,天花粉、砂仁各 7.5 克,白蜂蜜少许。

【功效】主治邪热蕴积。咽喉肿痛,赤眼口疮,心烦鼻出血,咽干多渴,睡卧不宁,痰热咳嗽,中暑烦躁等症。

【做法】先将以上各味研为细末,和匀,每用 3～6 克,白开水调服。

【提示】可取竹叶 5～7 片,水煎后饮水,冲服以上药末 6 克,主治伤寒余毒,潮热虚汗等。

麦门冬汤

【组成】麦门冬 60 克 半夏 9 克 人参 6 克 甘草 4 克 粳米 6 克 大枣 12 枚。

【功效】滋养肺胃,降逆化痰,益气生津。主治劳热不止,肺胃津伤,虚火上炎,咳唾涎沫,咽干口燥等症。

【做法】以上各味以水 1 200 毫升,煮取 600 毫升,分 3 次温服。

改良麦门冬饮

【组成】生麦门冬(去心)60 克,陈粟米 60 克,鸡蛋 1 枚,淡竹叶 10 克。

【功效】主治劳热不止,肉毛枯焦无润,口干舌燥,心闷等症。

【做法】先将麦冬、竹叶加水煮约 15 分钟,去渣留汁,再加入陈粟米熬粥。取 1 碗热粥,调入鸡蛋清搅匀后食用。

清暑饮

【组成】鲜荷梗 1 尺,西瓜翠衣 3 片,葛粉 20 克,白砂糖适量。

【功效】清热解暑,益气养阴。主治小儿夏季发热,也可治发热日久不退,口干烦渴,神疲纳呆等。

【做法】先用凉开水将葛粉体调成稀糊状,再将荷梗、西瓜翠衣洗净后切碎,煮沸后取汁,冲调葛粉,调入白糖后食用。

缩脾饮

【组成】砂仁、乌梅肉、草果(煨)、甘草(炙)各 60 克,葛根、白扁豆(炒)各 30 克。

【功效】清解伏热,除烦渴,解暑毒,止吐痢等。

【做法】以上各味研为粗末,和匀,每用 12 克,水煎服。

清凉涤暑法

【组成】滑石、连翘、茯苓各 9 克,生甘草 2.5 克,青蒿 4.5 克,白扁豆、通草各 3 克,加西瓜翠衣 1 片。

　　【功效】主治暑温、暑热、暑泻、秋暑。

　　【做法】以上各味水煎取汁,每日二服。

中暑

　　中暑为小儿夏季感受暑邪的病证,症见高热口渴,多汗,倦怠,甚者猝然昏倒。暑多挟湿,故伴有困倦、食欲不振、呕吐、便溏、脉濡、苔腻等。张凤逵治"暑病,首用辛凉,继用甘寒,再用酸泄酸敛,不必用下"的经验,可以借鉴。

二 豆 粥

　　【组成】白扁豆 50 克,绿豆 50 克,粳米 100 克,白糖少许。

　　【功效】清暑和中,生津解渴。适用于小儿暑湿脾胃失和吐泻烦渴者。清香适口,常食无害。

　　【做法】取白扁豆、绿豆、粳米淘净同煮成粥,加白糖调味。

四味香薷饮

　　【组成】香薷、白扁豆、厚朴(姜汁制)各 6 克,甘草(炙)2 克。

　　【功效】主治夏季感受暑热,又外受凉而发热,可见头痛、怕冷、心烦口渴等症。

　　【做法】以上各味水煎取汁,每日 2 次。

金银花蜂蜜饮

　　【组成】金银花 15～30 克,蜂蜜 30 克。

　　【功效】身热面赤耳聋,胸闷脘痞,下利稀水,小便短赤,不甚渴饮。

　　【做法】金银花煎取汁液,晾凉后,分次与蜂蜜冲调,代茶饮用。

银菊山楂蜂蜜饮

　　【组成】银花 15 克、菊花 15 克、山楂 15 克、蜂蜜 150 克。

　　【功效】伤暑、身热、烦渴、纳呆、眩晕。

　　【做法】前 3 味煎汁,过滤去渣,调入蜂蜜搅匀,烧至微沸,代茶徐徐饮之。也可作为暑热季节的清凉饮料。

黄瓜蜂蜜饮

【组成】黄瓜 1 500 克、蜂蜜 100 克。

【功效】清热、止渴、利水。

【做法】黄瓜洗净去瓤切条,放砂锅内加水少许,煮沸后去掉多余的水,趁热加蜜调匀,煮沸,随意食用。

百合蜂蜜茶

【组成】干百合 100 克、蜂蜜 150 克。

【功效】适用于余热未清、睡眠欠佳,口干等症。

【做法】同入大碗内蒸 1 小时,趁热调匀,待冷装瓶备用,用时取 1 汤匙加温水调饮,可适量常服。

冷香饮子

【组成】甘草、附子、草果仁、橘红各 3 克,生姜 5 片。

【功效】主治中暑,兼伤生冷饮食,腹痛,或见泻痢。

【做法】以上各味水煎取汁,凉时服用。

六和汤 1 号

【组成】半夏(制)、人参(去芦或以党参 12 克代之)、白茯苓(去皮)、藿香(去土)、白扁豆(姜制)、香薷、厚朴(姜制)、宣木瓜,各 3 克;缩砂(打碎)、杏仁(去皮尖)、甘草(炙)各 2 克,生姜 3 片,大枣 1 枚。

【功效】驱暑和中,调心脾,止吐泻。

【做法】上作一服,水 2 碗,煎至 1 碗,不拘时服。

二 顺 散

【组成】猪苓、泽泻、茯苓、白术、甘草(炙)、宫桂、干葛、杏仁(去皮尖)、各 30 克。

【功效】伏热中暑,霍乱吐泻,烦闷燥渴,小便赤色,便血腹疼。

【做法】以上各味研为极细末,和匀,每次 2 克,白开水调服。

大 顺 散

【组成】甘草(炙)90 克,干姜、肉桂(去粗皮,炙)、杏仁、杏仁(去皮尖)各

120 克。

【功效】治冒暑伏热,引饮过多,脾胃受湿,水谷不分,清浊相干,阴阳气逆,霍乱吐泻,脏腑不调,呕吐下痢者。

【做法】先将甘草用白砂炒至八成熟,随后加入干姜同炒、使姜裂开为度,再加入杏仁同炒,至杏仁无声为度,将白砂筛净,然后入肉桂共捣为细末。每服 6克,水煎饮之。若症兼烦躁者,可煮沸后趁热饮之。

鲜蘑丝瓜汤

【组成】丝瓜 500 克、鲜蘑菇 200 克。

【功效】祛暑清心,补脾开胃。此汤口感鲜嫩,对于夏季烦热、食欲不振有较好的疗效。

【做法】丝瓜削皮,鲜蘑菇去根洗净备用。将丝瓜放入锅中煸炒,炒至变色收缩,盛出沥油。另取汤锅倒入高汤,放入丝瓜、鲜蘑菇、料酒、盐,用大火烧开,改小火焖至食材熟软再转大火,用淀粉勾芡,即可。

中寒

凡寒气客于胸腹者则称之为中寒,其外邪途径与感冒大致相同,但后者以外邪客于机表为主,而中寒则为寒邪直中脏腑。故此临床表现以恶寒、下痢,甚之手足厥逆冰冷等为主要特征。治疗中寒主要以温中散寒为原则。

核桃葱茶饮

【组成】核桃(连壳打碎)7 个,大葱头(连须)7 枚,细茶叶 9 克。

【功效】温中,发汗,散寒。

【做法】将以上 3 味同时放入刚烧好的开水中泡开,先令热气熏头面,等温后将水饮完。盖被子发汗,汗出即愈。也可再加上 3 片生姜,水煎取汁,趁热饮之。

黑豆饮

【组成】黑豆 30 克,白酒少许。

【功效】温中散寒。

【做法】将黑豆在锅内炒焦,以白酒少许加适量开水一起冲之,乘热食黑豆,并温服取汗而愈。

丁香煮散

【组成】公丁香、红豆(去皮)、青橘皮(去白)、陈橘皮(去白)、甘草(炙)、川乌(炮,去皮、脐)、干姜(炮)、良姜(炮、去芦头)各120克,益智(去皮)150克,胡椒60克。

【功效】主治脾脏伏冷,胃脘受寒,胸膈痞闷,心腹刺痛,痰逆恶心,咳嗽中满,脏腑虚滑,饮食减少,翻胃吐逆,四肢逆冷。凡是沉寒痼冷,无问新久。

【做法】上药锉为粗散,和匀,每服6克,用水150毫升,加生姜3片,盐一小撮,煎至100毫升,空腹时稍热服。滓可再煎一次,病退即止服。

附姜白通汤

【组成】附子(炮,去皮脐)、干姜(炮)各15克,葱白(取汁)5茎,猪胆半枚。

【功效】主治暴卒中寒,厥逆呕吐、泻利色青、口出冷气,又见肌肤凛栗无汗,盛阴无阳之症。

【做法】用水2大碗,先煎附子、甘姜,煎15分钟至存1碗水,去渣取汁,再兑入葱白汁、猪胆汁,微搅至匀,趁温服用。

厌食

厌食是指较长时期食欲减退或消失的症状,多见于1～6岁小儿。常见的病因有不良饮食习惯、感染、胃肠道疾病、代谢及内分泌疾病,以及营养障碍,包括近年较为增多的维生素A、维生素D中毒等。长期厌食可致营养不良,生长发育障碍和精神行为异常。厌食在小儿时期很常见,主要的症状有呕吐、食欲不振、腹泻、便秘、腹胀、腹痛和便血等。

西红柿汁

【组成】西红柿数个。

【功效】西红柿甘酸微寒,有生津止渴、健胃消食之功效。

【做法】将新鲜西红柿洗净,入沸水中泡5分钟,取出剥去皮,包在干净的纱布内用力绞挤,滤出汁液,即可食用。此汁不宜放糖。每次服饮50～100毫升,日服2～3次,可治疗因胃阴不足、发热后婴幼儿厌食症。

葡 萄 汁

【组成】鲜葡萄若干。

【功效】葡萄味甘、微酸、性平,能补肝肾,益气血,鲜者还可生津液。适用于发育迟缓并厌食者,患儿比同龄儿童明显瘦小,面色萎黄,头发稀少。

【做法】将葡萄洗净,晾干后,用干净纱布包好,绞挤出汁饮用。每天饮用1~2次,长期服用效果较好。如便干者不宜。

鸡 淮 粉

【组成】鸡内金、淮山药各适量。

【功效】鸡内金味甘平,有消积滞、健脾胃的功能;淮山药为健脾益气的常用药。两料合用,起健脾和胃、消食导滞作用,是健胃消食之良药,主治脾虚食积引起的厌食。

【做法】将上2味焙黄,不可焙焦,研成细粉,可日服3次,每次1~3克,用温开水送服。

淮米健脾粉

【组成】山药、薏苡仁、芡实各250克,淮米500克。

【功效】淮米甘平,补脾胃、益肺肾之常用药,薏苡仁甘淡微寒,为健脾利湿止泻的要药,芡实甘平且涩,具有健脾止泻之功。此品对于厌食儿童有健脾开胃作用,可增进食欲,促进发育,是婴幼儿理想的辅食。

【做法】将山药去皮,薏苡仁、淮米、芡实洗净,晾干水分,炒至微黄,共研成粉末备用。食用时取粉末一汤匙,用沸水冲泡成糊状,根据个人喜好加糖或少量盐调味。

蜜饯山楂

【组成】新鲜山楂500克,蜂蜜250克。

【功效】山楂酸甘微温,消食健胃,特别适用于食肉积滞儿童;蜂蜜甘平,补中益气、润燥安脏。蜜饯山楂酸甜可口,食用可增加食欲,健脾开胃、消肉积食,是小儿疳积的理想食品。

【做法】将山楂洗净,去掉果核备用。将洗净去核的山楂放入砂锅内,加入适量水,煮至呈糊状时加入蜂蜜,搅拌均匀后,捎煮片刻,收汁即可。每服1汤匙蜜楂,用温开水调,1日2次,饭后。

莱菔子粥

【组成】莱菔子10～15克,大米30～50克。

【功效】有行气、消积的功效。

【做法】先把莱菔子炒至香熟,然后研成细末;把大米淘洗后,如常法煮粥,待粥将煮成时,每次调入炒莱菔子末5～7克,稍煮即可。趁热吃粥约1碗,每日2次,连用2～3天。在治疗伤食期间,不宜吃油腻食物。

蜂蜜萝卜

【组成】白萝卜500～1 000克,蜂蜜150～200克。

【功效】有宽中行气、消食化痰的功效。

【做法】将白萝卜洗净后,切成条状或丁状;在铝锅内加入清水,烧开后加入萝卜,至煮沸后即可把萝卜捞出,把水沥干,晾晒半日,再把它放入铝锅内,加入蜂蜜,以小火烧煮,边煮边调拌,调匀后,取出萝卜晾凉即可。饭后嚼食30～50克。

橘 饼 茶

【组成】橘饼1～2个。

【功效】有宽中下气、化痰止咳的功效。

【做法】把橘饼切成薄片,放入茶壶内,用刚烧沸的开水冲泡,盖上茶壶盖,泡10～15分钟即可。每日用橘饼1个,可分数次当茶饮用,喝茶吃饼,连用2～3天。

鸡内金粥

【组成】鸡内金6个,干橘皮3克,砂仁2克,粳米50克。

【功效】有消食化滞、理气和胃的功效。

【做法】鸡内金、橘皮、砂仁研末备用;粳米加水适量煮粥,粥稠融时放入药粉,加白糖适量调味。分次温食。

萝卜丝猪肉饼

【组成】白萝卜、面粉各250克,精猪肉100克。

【功效】有理气消食的功效。

【做法】萝卜洗净切成细丝,放入油锅内炒至五成熟时盛出;猪肉剁茸,与萝卜丝加葱花、姜末、精盐调成馅心。面粉加水和匀,分成 50 克 1 个的面团,擀成薄片,放上馅心制成夹心小饼,用植物油烙熟。

益 脾 饼

【组成】白术 30 克,干姜 6 克,熟枣肉 250 克,鸡内金 15 克,面粉适量。

【功效】有健脾益气、消食止泻的功效。

【做法】先将白术、干姜、鸡内金各自研为细粉,加熟枣肉制成枣泥,再加面粉、清水,和面做薄饼,烙熟。

麦 芽 糕

【组成】麦芽 120 克、橘皮 30 克、炒白术 30 克、神曲 60 克、米粉 150 克、白糖适量。

【功效】消食,和中,健脾,开胃。适用于小儿不思饮食或消化不良、脘腹胀满。

【做法】先把麦芽淘洗后晒干;再取新鲜橘皮,晒干后取 30 克;然后将麦芽、橘皮、炒白术、神曲一起放入碾槽内研为粉末,与白糖、米粉和匀,加入清水调和,如常法做成 10～15 块小糕饼,放入碗内,用蒸锅蒸熟即可。每日随意食麦芽糕 2～3 块,连服 5～7 天。

砂 仁 粥

【组成】砂仁 2～3 克,大米 50～75 克。

【功效】健脾胃,助消化。适用于小儿食欲不振、消化不良。

【做法】先把砂仁捣碎为细末;再将大米淘洗后,放入小锅内,加水适量,如常法煮粥,待粥煮熟时,调入砂仁末,稍煮即可。每日可供早、晚餐,温热服食。

【提示】砂仁放入粥内后,不可久煮,以免有效成分挥发掉。

香砂藕粉糊

【组成】砂仁 2～3 克,木香 1～2 克,藕粉 30～50 克,白糖适量。

【功效】健脾开胃。适用于小儿厌食,也可用于小儿伤食症。

【做法】将砂仁同木香一同放入碾槽内,研为细末,每次取 1/5～1/3 的药末,同藕粉及白糖一起放入碗内和匀,用刚煎沸的开水冲泡,搅拌成糊状即可。每日 1～2 次,可当点心温热食用,连用 2～3 天。

【提示】宜趁热食用,不宜冷服,以免伤脾胃。

咳嗽

咳嗽是小儿常见的一种肺系病症。有声无痰为咳,有痰无声为嗽,有声有痰谓之咳嗽。一年四季均可发生,以冬春二季发病率高。《活幼心书·咳嗽》中指出:"咳嗽者,固有数类,但分寒热虚实,随证疏解,初中时未有不因感冒而伤于肺。"外感咳嗽大体可分风寒咳嗽,风热咳嗽,秋燥干咳等。内伤咳嗽,或因肺气失宣,或因土不生金,亦有肾虚不能纳气等。

传统医学认为,导致小儿咳嗽的主要原因主要是小儿肺脏娇嫩,极易为风邪相干。故此,对小儿咳嗽的治疗,要以宣肺、润肺为要,平时则以固表卫外为大法。

三 拗 汤

【组成】麻黄、杏仁、甘草,各等份。

【功效】宣肺解表,主治感冒风邪,咳嗽痰多,胸满气短者。

【做法】以上各种研为粗末,每服 15 克,水 1 盏半,姜 5 片,同煎至 1 盏,去渣,口服。

桑 菊 饮

【组成】桑叶 7.5 克,菊花 3 克,杏仁 6 克,连翘 5 克,薄荷 2.5 克,桔梗 6 克,生甘草 2.5 克,韦根 6 克。

【功效】疏风清热、宣肺止咳。用于咳嗽不爽,痰黄黏稠者。

【做法】以上各味以水 2 杯,煮取 1 杯,日服 2 次。

金沸草散

【组成】旋覆花、麻黄(去节)、前胡各 90 克,荆芥穗 120 克,甘草(炒)、半夏汤(洗七次)、姜汁(浸)、赤芍药各 30 克。

【功效】解表散寒,祛痰止咳。用于恶寒发热,痰多咳喘之症。

【做法】以上各味研为粗末,每次 9 克,加生姜 3 片、枣 1 个,水煎,不拘时服。

二 陈 汤

【组成】半夏、陈皮各 15 克,白茯苓 9 克,甘草(炙)5 克。

【功效】燥湿化痰,理气和中。用于湿痰证,咳嗽痰多,色白易咯。

【做法】以上各味研为末,每服 20 克,用水 1 盏,生姜 7 片,乌梅 1 个,同煎至六分,去渣热服,不拘时候。

冰糖川贝炖雪梨

【组成】川贝母 6 克,冰糖 10 克,雪梨 1 个。

【功效】适用于风热咳嗽、咽干喉痒、气促燥咳、咽干无痰者。

【做法】梨头部去盖,挖去核心,放入冰糖、川贝,再盖上头部放碗内蒸,服梨和汁

枇 杷 饮

【组成】枇杷核 30 克,冰糖 10 克。

【功效】适用于肺热咳嗽、咽干咯血者。

【做法】枇杷核捣碎、晒干,水煎取汁,加入冰糖,早、晚两次分服。

清金化痰汤

【组成】黄芩、山栀子各 12 克,知母、桑白皮、瓜蒌仁各 15 克,贝母、麦门冬、橘红、茯苓、桔梗各 9 克,甘草 3 克。

【功效】清肺化痰、润肺止咳。适合于热痰壅肺,咳嗽,咯痰黄稠,舌质红,苔黄腻者。

【做法】以上各味用水 400 毫升,煎至 320 毫升,食后服。

六君子汤

【组成】人参 9 克,白术 9 克,茯苓 9 克,甘草(炙)6 克,陈皮 3 克,半夏4.5 克。

【功效】益气健脾,燥湿化痰。适用于久咳不愈,咳嗽无力,痰白清稀者。

【做法】以上各味研为细末,作一服,加大枣二枚,生姜三片,新汲水煎服。

沙参麦冬汤

【组成】北沙参 10 克,玉竹 10 克,麦冬 10 克,天花粉 15 克,扁豆 10 克,桑叶

6 克,生甘草 3 克。

【功效】养阴润肺,兼清余热。适用于干咳无痰,喉痒沙哑,午后潮热者。

【做法】以上各味用水 1 000 毫升,煮取 400 毫升,日服 2 次。

杏 仁 粥

【组成】杏仁(去皮尖、双仁者)20 枚,粳米 50 克。

【功效】止咳调中。主治外感风邪,内伤肺胃,乃至中焦不和,肺失宣降,症见咳嗽气喘,气逆痰涌,饮食减少等。

【做法】将杏仁与粳米淘洗干净,入水中熬粥食之。

桂 心 粥

【组成】桂心、白茯苓各 2 克,桑根白皮 3 克,粳米 50 克。

【功效】温肺、化痰、止咳。主治脾肺虚寒,水饮内停,咳嗽痰多,痰稀色白,以及食欲不佳泛泛欲吐等。

【做法】先将前 3 味入水中煎 15 分钟,去渣留汁,再加入粳米熬粥食之。

梨 粥

【组成】鸭梨 3 个,粳米 50 克。

【功效】清心润肺,止咳除烦。主治肺阴不足,咳嗽气促,以及喉干喑哑,饮食减少,大便干燥等症。

【做法】先将鸭梨洗净,梨削皮、去核、切丁,将梨丁放入搅拌机,放少量凉水,打成泥;再把果泥倒入煮开的粥里,小火慢熬十分钟左右,煮至浓稠状。最后放一把冰糖继续搅至冰糖融化关火即可。

落花生粥

【组成】落花生(生品,存衣)45 克,粳米 100 克,冰糖适量。

【功效】健脾开胃,润肺止咳,适用于肺燥干咳,无痰或少

【做法】先将花生洗净,捣碎后与粳米一同入水中熬粥,等粥成后加入冰糖,调至稠融乘温食之。也可加入干山药 30 克,与花生一起捣碎,以增加健脾开胃功效。

糯 米 粥

【组成】糯米 100 克,冰糖适量。

【功效】糯米性味甘、温,入脾、胃、肺经,有补中益气,固表止汗之功,适用于脾胃虚弱,久泻,便溏食少,表虚自汗等。《本草纲目》言其"暖脾胃,止虚寒泻痢,缩小便,收自汗,发痘疮"。《本草纲目拾遗》言其"止消渴"。《名医别录》言其"温中,令人多热,大便坚"。本品补益脾肺,固表止汗疗效甚佳,《饮食辨录》言"糯米粥,功专补肺,治肺虚热咳,惟其补肺,故又能固表,肺主皮毛也。肺虚表热,漏汗不止,最宜"。

【做法】将糯米淘净,放入锅中,加清水适量,煮为稀粥,等粥成后可加冰糖适量同煮稠融,可当早餐或晚餐食用。

川贝鲜梨汁

【组成】川贝母(去心)6克,鲜梨1个,冰糖适量。

【功效】川贝有止咳化痰、清热润肺、散结解表等功效,鲜梨有协同作用。主治肺热咳嗽,痰黄黏稠,不易咳出;也治肺阴不足,干咳不已。

【做法】将鲜梨洗净、去皮,切成片状,去梨核,与贝母、冰糖一同入水煎之,不拘时,食梨饮汁。

山 药 汤

【组成】鲜山药200克,粟米250克,杏仁(去皮尖,双仁)500克,酥油适量。

【功效】山药健脾养胃,滋补肺肾。本方益气补虚,温中润肺。主治小儿禀赋不足,脾肺两虚,症见久咳不愈,或见咳嗽反复发作者。

【做法】先将粟米炒熟,研为面粉状,再将杏仁炒熟,研碎,与粟米粉合并拌匀;另将山药煮熟,去皮,捻为泥糊状。每日晨起后用白开水冲粟米杏仁粉10克,再对入山药适量,调入酥油后顿服。

【提示】粟米原意泛指粮食,也指小米、稞子、黏米,为粟的种子,去壳即小米。又称白粱粟、籼粟、硬粟。在我国北方广为栽培。秋季采收成熟果实,晒干去皮壳用。味甘、咸,性凉。能益脾胃,养肾气,除烦热,利小便。用于脾胃虚热,反胃呕吐或脾虚腹泻;烦热消渴,口干;热结膀胱,小便不利等。

贝 母 丸

【组成】贝母45克(煨令微黄),桔梗30克(去芦头),甘草30克(炙微赤,锉),紫菀30克(洗,去苗、土),杏仁15克(汤浸,去皮、尖、双仁,麸炒微黄)。

【功效】宣肺止咳,化痰平喘。

【做法】以上各味捣为末,炼蜜和丸,如梧桐子大。每服 20 丸,不计时候,以粥饮送下。另用如弹子大 1 丸,绵裹含咽。

贝母蜂蜜丸

【组成】贝母 50 克,蜂蜜 30 克。

【功效】主治肺经有热,咳嗽痰黄,或见肺痈、肺痿等。

【做法】将贝母研为极细末,炼蜜为丸,如龙眼大小,噙化或嚼服。

杏仁膏 1 号

【组成】杏仁(去皮尖)90 克,桑白皮、木通各 36 克,紫菀、五味子个 30 克,生姜自然汁、白砂糖、白蜂蜜各 45 克。

【功效】主治咳嗽日久,乃至声哑失音者。

【做法】先将前 5 味入水煎 1 小时,去渣留汁,再兑入后 3 味收膏。每用 1 汤匙,口中含化。

萝卜蜂蜜饮

【组成】白萝卜 1～3 大片,生姜 3 小片,大枣 3 枚,蜂蜜 30 克。

【功效】萝卜味辛、甘、性凉,有清热生津、凉血止血、化痰止咳等作用,还有较强的杀菌功效;生姜是散风寒、止呕下气的常用药;大枣多作和胃养血使用;蜂蜜润燥止咳。此饮可起到散寒宣肺、祛风止咳的作用。治疗伤风咳嗽,又以风寒感冒咳嗽最为有效。

【做法】将萝卜片、生姜片、大枣加水适量煎沸约 30 分钟,去渣,加蜂蜜,再煮沸即成。

核桃鸭子

【组成】核桃仁 200 克,荸荠 150 克,老鸭子 1 只,鸡肉泥 100 克,鸡蛋清 1 个,葱、姜、盐、味精少许,湿淀粉、花生油各适量。

【功效】鸭肉味甘、咸、性微凉,能补阴益血,清虚热;核桃仁味甘,性温,能补肾助阳,润肠通便;荸荠味甘,性寒,能清热生津,化痰消积。本品补肾温肺,化痰止咳,对治疗婴幼儿肾虚久咳以及慢性支气管炎等症有效。

【做法】将鸭子宰杀,去毛,去内脏,洗净,用开水浸烫一遍,置盆内,加入葱、姜、盐、味精少许,上笼蒸熟,取出晾凉后,去骨,切成块。核桃仁、荸荠洗净,均切成碎末状,与鸡肉泥、鸡蛋清、少许湿淀粉共调成糊状。将糊淋在鸭肉上随即下温油锅炸熟,捞出沥去余油,切成长条块,装入盘内即可。

百 合 蜜

【组成】百合 60 克,蜂蜜 30 克。

【功效】百合花性微寒平,味甘微苦;入肺经,具有润肺,清火,安神的功效。百合与蜂蜜共用,其润肺止渴作用更强。此品对治疗婴儿慢性支气管炎、咽干燥咳嗽,特别是入秋之后的咳嗽伴有便秘者更宜。

【做法】将百合洗净晾干,与蜂蜜拌匀,放入瓷碗中,入沸水锅中隔水蒸熟即成。本品清淡甜蜜,可作为小儿点心食用。

雪梨百合冰糖饮

【组成】雪梨 1 个,百合 15 克,冰糖适量。

【功效】雪梨药用能治风热、润肺、凉心、消痰、降火、解毒。现代医学研究证明,梨确有润肺清燥、止咳化痰、养血生肌的作用。因此对急性气管炎和上呼吸道感染的患者出现的咽喉干、痒、痛、音哑、痰稠、便秘、尿赤均有良效。鸭梨,生食能清火,蒸熟能滋阴。最适宜热病、肺热痰多、小儿风热、喉痛失音、大便秘结等症。

【做法】将雪梨洗净,切块,百合洗净,加入冰糖一同用水煮,煮沸 1 小时后即可。

生姜核桃杏仁汤

【组成】核桃仁 25 克,杏仁、生姜各 10 克。

【功效】核桃仁味甘,性温,能补肾助阳,润肠通便;补肾润肺、止咳定喘,适宜于小儿咳嗽、体质虚弱者食用。

【做法】将生姜洗净,切片,核桃仁、杏仁捣碎备用。将姜片、杏仁、核桃仁一起放入锅内,加适量水,用大火煮沸后调入蜂蜜,改小火焖 10 分钟即可。

参 杏 膏

【组成】人参 9 克,杏仁(去皮尖,置锅内炒去油)30 克,胡桃肉适量。

【功效】主治咳嗽日久不愈,诸药不效,服此乃愈。

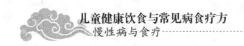

【做法】先将胡桃仁入水中煎取浓汁,再将人参、杏仁共研为细末后和匀,每天晚上临睡前用胡桃汁冲药末3克饮之。

桂　浆

【组成】赤茯苓(去皮、研末)、桂皮(去粗皮,研末)各150克,大麦麸(研末)25克,细曲(研末)250克,杏仁(先用热水浸后去皮,再研如泥状)100枚,生蜂蜜1500克,冷开水1000毫升。

【功效】温肺散寒,止咳化痰。主治肺脏虚寒,久咳不愈。

【做法】先将以上各味与水一同搅匀,盛于瓷罐中,以油封口,外用纸数重密密固封,放入冰箱内3日后方熟,以棉布过滤去药渣,取水服用。

栝蒌蜂蜜膏

【组成】栝蒌皮1个,生甘草2克,蜂蜜100克。

【功效】瓜蒌甘、微苦,寒,归肺、胃、大肠经。瓜蒌皮有清热化痰,宽胸理气功效,瓜蒌仁则有润燥化痰、润肠通便;全瓜蒌则兼有瓜蒌皮、瓜蒌仁之功效。本膏方有清热化痰,宽胸散结,润肠通便之效。主治小儿咳嗽不已,心神烦闷。

【做法】将瓜蒌打碎,与甘草一起煎20分钟,去渣留汁,再加入蜂蜜收膏保存。每次2克,用清粥汤调服。每日3次。

必效方

【组成】五味子12克,川贝母、栝蒌各15克,杏仁(去皮尖、双仁者)、紫苏梗、天门冬各30克,款冬花25克,葱白7茎,川椒每岁1粒,猪肺1具,荷叶1张。

【功效】适用于小儿肺脏虚寒,咳嗽日久不愈者。

【做法】先将前9味各研为细末后和匀,填入猪肺中,再用荷叶包裹后用绳子扎紧,放入锅内蒸熟,不拘时食之。

小儿肺炎

小儿肺炎是小儿最常见的一种呼吸道疾病,四季均易发生,3岁以内的婴幼儿在冬、春季节患肺炎较多,表现为发热、咳嗽、气促、鼻煽、呼吸困难和肺部细湿啰音,也有不发热而咳喘重者。如治疗不彻底,易反复发作、引起多种重症并发症,影响孩子发育。小儿肺炎的发病机制主要由于外感风邪、内蕴痰浊,因而导致肺气失宣,邪热炽盛而发病。早期因为外感六淫之邪,肺卫失宣,可出现咳嗽、气促等症,若外邪不解,郁而发热,则可伤津损肺。

小儿肺炎早期宜宣肺解表为主,佐以清热化痰;中期外邪化热,要采用清热解毒。

华 盖 散

【组成】麻黄、紫苏、杏仁、橘红、桑白皮、茯苓各 50 克,炙甘草 25 克。

【功效】辛温宣肺,化痰止咳。适用于咳嗽上气,痰气不利者。

【做法】以上各味研为末,每服 9 克,水 1 盏,煎至 1 份,去渣,食后温服。

麻杏石甘汤

【组成】麻黄 6 克,杏仁 9 克,生石膏 24 克,甘草 6 克。

【功效】辛凉宣肺,清热化痰。用于发热咳嗽,气急痰多者。

【做法】以水 7 升,先煮麻黄,减 2 升,撇去上沫,加入其余诸药,煮取 2 升,去滓。温服 1 升。量多喝不完可分 2 次喝。

五 虎 汤

【组成】麻黄 2.1 克,杏仁(去皮、尖)3 克,甘草 1.2 克,细茶(炒)2.4 克,白石膏 4.5 克。

【功效】主治风热壅肺,身热,咳喘痰多者。

【做法】以上各味用水煎服。

黄连解毒汤

【组成】黄连 9 克,黄芩 6 克,黄柏 6 克,栀子 9 克。

【功效】泻火解毒。用于高热持续,咳嗽剧烈,气急鼻煽,鼻孔干燥如煤烟者。

【做法】以上各味以水 6 升,煮取 2 升,分 2 次服。

【提示】本方为大苦大寒之剂,久服或过量易伤脾胃,非火盛者以及津液受损严重者均不宜食用。

人参五味子汤

【组成】人参 3 克,漂白术 4.5 克,白云苓 3 克,北五味 1.5 克,杭麦冬 3 克,炙甘草 2.4 克。

【功效】补肺健脾,益气化痰。多用于肺炎恢复期,或体质素弱的病儿。临症多见咳嗽无力,动则汗出的症状。有实症者勿用。

【做法】以上各味加生姜 3 片,大枣 3 枚,水煎,温服。

生姜竹沥粥

【组成】生姜自然汁 5 毫升,鲜竹沥 100 毫升,粳米 50 克。

【功效】清热,豁痰,降火。可作小儿肺炎早期的辅助治疗。

【做法】先用水按常法煮粳米熬粥,等粥和融后兑入生姜和竹沥汁,和匀后略煮片刻,不拘时食之。

青果萝卜粥

【组成】青橄榄 30 克,白萝卜 100 克,糯米 50 克。

【功效】清热降火,止咳化痰。适用于小儿肺炎,发热,咳嗽,痰黄黏稠。

【做法】将青果洗净后去核,再将白萝卜洗净切成片状,与糯米一起入水熬粥,轴承后候凉后食之。

桑丹泻白汤

【组成】霜桑叶、川贝母(去心)、粳米各 9 克,桑根白皮、淡竹茹各 12 克,清炙草 3 克,粉丹皮(醋炒)6 克,地骨皮 15 克,金橘饼(切碎)1 枚,蜜枣(撕开)1 枚。

【功效】清肝火,泻肺热,蠲痰调中。主治肝火灼肺,咳则胁痛,身体不能转侧,痰多色黄,甚则痰中夹有血丝等。咳由风寒而致者忌用。

【做法】以上各味共入水煎 2 次,将 2 次的汁水和匀后分 3 次服。

润燥泻肺汤

【组成】肥玉竹 12 克,蒌皮 9 克,桑根白皮 9 克,南沙参 12 克,麦冬 6 克,黄芩 3 克,贝母 6 克,杏仁(去皮尖)9 克,薏苡仁 12 克,鲜梨汁(冲服)100 毫升。

【功效】养阴清肺。主治肺炎中期,肺火伤阴,咳而微喘,烦渴欲饮,鼻端微红,肌肤作痒等。

【做法】以上各味以水煎服,1 日 3 次。

麻黄杏子汤

【组成】净麻黄3克,杏仁(去皮尖)、桔梗、生草各6克,桑根白皮9克,薏苡仁12克。

【功效】宣肺解表,化痰止咳。主治风寒伤肺,发热,恶寒无汗,咳嗽痰多,牵及腋下疼痛,脉浮紧者。

【做法】以上各味入水煎,趁热服。

【提示】肺热,加石膏;头痛身痛,加羌活、防风。

清金保肺汤

【组成】天门冬、麦门冬各5克,南沙参、北沙参、肥玉竹、杏仁(去皮尖,双仁)、瓜蒌皮、海蛤粉各9克,石斛、贝母、茜草根、白茯苓各6克,鲜鸭梨、鲜藕各5片。

【功效】滋阴润肺。主治肺炎燥热,咳嗽,甚则气喘,少津少苔,舌红苔薄黄,倦怠乏力,胸闷隐痛,手足心热,潮热盗汗,如丝如点,痰中带血,干咳少痰,轻度咳嗽,肺阴不足型肺结核。清热杀虫,脉细数。

【做法】先将除梨片、藕片外的各味以水煎,后入梨片、藕片再煎,去渣留汁,分3次服用。

肺炎合剂

【组成】银杏、车前子、车前草、地骨皮各9克,青黛3克,陈橘皮3克。

【功效】主治细菌性肺炎。

【做法】以上各味水煎取汁,1日3服。

补肺汤1号

【组成】五味子6克,干姜2克,款冬花3克,桂心2克,麦门冬(去心)9克,大枣15枚(擘),粳米100克,桑根白皮9克。

【功效】养阴润肺,化痰止咳。具有补肾纳气、清肺平喘等功效。主治肺胃虚寒咳嗽。

【做法】以水2升,先煮枣及桑根白皮,后加入其余诸药煮30分钟,去渣留汁,加入粳米及大枣,继续加热熬粥,早、晚各服一次。

苇根粥

【组成】鲜苇根(干品 50 克)3 尺,糯米 50 克,冰糖适量。

【功效】清热泄肺。主治肺脓疡早期,症见发热,咳嗽,痰黄黏稠,胸中憋闷,或见咳嗽时前胸疼痛。鲜芦苇根用于热病烦渴、胃热呕吐、肺热咳嗽、肺痈吐脓、热淋涩痛等。但芦根甘寒。脾胃虚寒者忌服。

【做法】先将苇根洗净,切碎后入水中浓煎取汁,再入糯米熬粥,粥和融后加入冰糖调匀,当早餐及晚餐食用。

荷叶石膏花粉粥

【组成】鲜荷叶 1 张(或荷蒂 50 克),天花粉 30 克,石膏 15～30 克,粳米 50 克。

【功效】清热、解毒、泄肺。主治小儿肺脓肿;症见高热,烦渴,咳吐腐浊脓痰。

【做法】先将荷叶洗净切碎,与天花粉同入水中煎煮约 20 分钟,再加入石膏同煎 10 分钟,去渣留汁,入粳米熬粥,早、晚乘温食用。

芦根饮子

【组成】芦根(锉)60 克,麦门冬(去心)90 克,人参(去芦头)30 克,黄耆 30 克,陈橘皮(汤浸,去白、瓤,焙)30 克,淡竹茹 30 克。

【功效】益气养阴,清胃降逆。主治肺脓疡患者,邪热虽退,但肺津受灼,症见胸膈烦壅,呕哕反胃,以及干呕,饮食不下,时见干咳等。

【做法】上药锉碎和匀。每次用 30 克,加水 230 毫升,加入生姜 15 克,煎至 160 毫升,去滓,入蜜 10 克,生地黄汁 18 毫升,更煎一二沸,不计时候,分 2 次服。

三仁白鸭汤

【组成】白鸭 1 只(活者,约 1 500 克),生薏苡仁 50 克,杏仁(去皮尖)、桃仁各 30 克。

【功效】清热,逐淤,排脓。主治肺脓疡咳吐脓血。

【做法】先将白鸭处死,去净毛与内脏,再将以上三仁分别研成碎末,纳入鸭腔中,放入锅中清炖,加入黄酒、葱、生姜和清水适量,先用武火煮沸,再转用文火炖至鸭肉熟烂,加精盐调味,食肉饮汤。

肺炎外敷法

【组成】白芥子(研为细末)、面粉各30克。

【功效】主治肺炎后期,咳嗽痰多,两肺啰音经久不消者。

【做法】将以上2味用水调匀,用纱布包后敷贴于背部肺俞穴处。1日1次,每次约15分钟,以皮肤发红为度,连续用3天。

哮喘

哮喘是小儿时期的常见肺系疾病,以呼吸困难,气息短促,甚则喘鸣有声,张口抬肩,难以平卧,口唇青紫等为主要特征。该病春秋两季发病较多,常呈反复发作,严重者则可导致终身难愈。哮喘初发年龄以1～6岁多见。

该病的发病原因很多,其中以禀赋不足,卫外不固,每因外感而诱发致病者最为多见。现代医学认为,引起哮喘发病的主要原因大多责于过敏性体质,其次免疫功能低下也是导致哮喘反复发作,久治不愈的重要因素。

由于饮食本身有时就有诱发或加重哮喘的作用,所以对哮喘患儿应注意避免饮食过咸、过甜 或过香辛辣之物。此外,对某些食物如鱼、虾等过敏的小儿,应忌食之,尤其是在小儿感冒时,不要让其吃鱼、虾、蟹等水产品,以免诱发或加重病情。

小青龙汤

【组成】麻黄9克,芍药9克,细辛3克,干姜3克,甘草炙6克,桂枝6克,五味子3克,半夏9克。

【功效】解表散寒,温肺化饮。用于恶寒发热,头身疼痛,无汗,喘咳,痰涎清稀而量多,胸痞,或干呕,或痰饮喘咳,不得平卧,或身体疼重者。

【做法】以水1斗,先煮麻黄,减2升,去上沫,内诸药,煮取3升,去滓,温服1升。

苏子降气汤

【组成】紫苏子9克,半夏9克,前胡6克,厚朴6克,陈皮3克,甘草6克,当归6克,生姜两片,大枣1个,肉桂3克。

【功效】降气疏壅,引火归元,祛痰止咳。用于喘促胸满,咳嗽痰鸣者。

【做法】以上各味研为细末,每服6克,水1盏半,入生姜2片,枣子1个,苏叶 5 片,同煮至八分,去渣热服,不拘时候。

补肺汤 2 号

【组成】黄芪 30 克,甘草、钟乳、人参各 12 克,桂心、干地黄、茯苓、白石英、厚朴、桑白皮、干姜、紫菀、橘皮、当归、五味子、远志、麦门冬各 15 克,大枣 20 枚。

【功效】补肺益肾,化痰止喘。主治肺气不足,逆满上气,咽中闷塞,短气,寒从背起,口中如含霜雪,言语失声,甚则吐血者。

【做法】以上各味切为碎末,以水 1 500 毫升,煮取 500 毫升,分 5 次服,日三夜一服。

蒸柚子鸡

【组成】青柚子 1 个,仔鸡 1 只。

【功效】主治久喘体虚,体重减轻,驼背弓腰。

【做法】仔鸡宰杀后,洗净切块备用;切开柚子顶盖,掏去柚瓤。将鸡块塞入柚子内,盖上顶盖置碗中,隔水蒸 3 小时左右,吃鸡肉饮汤。每日 1 次,每次 1 只,连服数日。

萝卜豆汁

【组成】豆腐 500 克、生萝卜汁 100 毫升。

【功效】润肺止咳,益气和中。主要用于支气管哮喘发生后,症状得到迅速控制,但是时有复发者。

【做法】豆腐切成小块,与萝卜汁混合后加水烧开,化入麦芽糖 100 克,饮汁吃物。每日 1 剂,早、晚分服,连服 5~10 日。

萝 卜 粥

【组成】白萝卜(生者,捣汁)2 枚,生石膏 30 克,粳米 50 克,冰糖适量。

【功效】清热利肺,行气平喘。主治哮喘病急性发作,喘促难平者。

【做法】先将石膏入水中煮之,去渣留汁,再入粳米熬粥,待粥成后加冰糖熬融,最后兑入萝卜汁食之。

三子养清汤 1 号

【组成】苏子、白芥子、莱菔子各适量(若气喘咳嗽以苏子为主,痰多喘满以白芥子为主,食痨兼痰则以莱菔子为主)。

【功效】温痰化饮,行气平喘。主治咳嗽喘促,痰多,胸痞,或食少难消。

【做法】先将以上3味同入水中洗净,再放入锅中微炒,每次用量不超过3克,用绢裹之,加适量水微煎。去渣留汁,代茶饮之。

保金宣肺饮

【组成】南沙参、麦门冬、川贝母各9克,百合、竹笋嫩尖、糯米各15克,活鲫鱼1尾。

【功效】主治毒气入肺而导致的哮喘,症见咳嗽喘促,全身肌肉浮肿,胸满壅塞,气短难卧,或见痰鸣鼻煽,小便短少,诸症甚急等。

【做法】先将前4味入水中煎煮,去渣留汁,再将活鲫鱼剖腹后去净肚杂,与糯米一起加入上述的汁水中煮至鱼熟,最后加入竹笋煮熟。不拘时食鱼、米、竹笋,并将汤喝完。

人参胡桃汤

【组成】人参约寸许长,胡桃仁5枚,生姜5片。

【功效】固肾纳气,止喘平咳。主治肾虚不能纳气,胸满气喘,夜不能卧。

【做法】以上3味水煎取汁,临睡前服用。

沃 雪 汤

【组成】生山药45克,牛蒡子(炒后捣烂)、霜柿饼(冲服)各18克。

【功效】主治脾肺两虚,导致哮喘日久难愈。

【做法】先将前2味入水中煎煮,去渣留汁,兑入霜柿饼,调匀后饮用。

海蛸鲫鱼汤

【组成】海螵蛸、牡蛎、马兜铃、牵牛子各6克,或鲫鱼1尾。

【功效】清热化痰,养阴平喘。主治哮喘痰多,痰黄黏稠,喉中作响者。

【做法】先将前4味各研为细末,和匀后备用;另将鲫鱼剖腹,去净内脏,入清水淡煮,每取研好的细末6克,用鱼汤送服。

理 痰 汤

【组成】芡实米30克,制半夏12克,黑芝麻(炒后捣碎)9克,柏子仁(炒后捣碎)、白白芍药、陈橘皮、白茯苓各 6 克。

【功效】煮之痰涎壅塞胸膈,喘促咳逆,心中满闷,气短难平等。

【做法】以上各味以水煎服,1 日 2 次。

金 瓜 汁

【组成】金瓜 1 个,饴糖、生姜各适量。

【功效】主治哮喘急性发作。

【做法】先将金瓜洗净后切碎,与饴糖一同入水中煮至金瓜烂熟,用纱布包裹后挤汁,再用文火浓缩,兑入生姜煎汁,乘温饮之。

五味子散

【组成】五味子、白石英(细研)、钟乳粉、桂心、桑根白皮(锉)、紫苏子(微炒)、麦门冬(去心)各 30 克,陈橘皮(汤浸,去白,焙)45 克,紫苑 1 克,杏仁(汤浸,去皮,尖,双仁,麸炒微黄)30 枚

【功效】主治肺气不足,心胸烦满,喘促咳嗽。

【做法】以上各味研为末。每次用 12 克,加生姜 4 克,大枣 3 枚,糯米 50 粒,用水 250 毫升,煎至 150 毫升,温服。

胡桃麦芽煎

【组成】胡桃(连皮,捣烂)、麦芽各适量。

【功效】健脾益气,固肾定喘。主治哮喘,病史有年,反复发作者。

【做法】以上 2 味水煎取汁,每天临睡前服。

鹌 鹑 粉

【组成】鹌鹑 1 只,红糖 30 克,黄酒 1 杯。

【功效】主治哮喘反复发作,久治不愈。

【做法】将鹌鹑(不去毛)烧存性,研为细末,每用 15 克,与红糖一起用温水调和,兑入黄酒后饮之,一日两次。

防 哮 粥

【组成】黄豆 50 克,玉竹 10 克,山药 15 克,黄芪 20 克,白梨 1 个。

【功效】适用于肺脾不足者。

【做法】先将前 4 味加水适量煮,等黄豆煮熟后去渣留汁,再加入梨汁后浓煎至 150 毫升,每次 15 毫升,每日 3 次。

黄 芪 粥

【组成】黄芪 30 克,粳米 50 克。

【功效】适用于肺气不足者。

【做法】加水煮黄芪去渣取汁,再入粳米同煮为粥,晨起空腹服之。

参枣米饭

【组成】党参 10 克,大枣 20 枚,糯米 250 克,白糖 50 克。

【功效】适用于肺气不足者。

【做法】先将参、枣洗净泡发,水煮 30 分钟,捞出党参、枣,汤备用。糯米加水适量,蒸熟成饭。将枣放于饭上,再把参枣汤汁加白糖煎熬成黏汁,浇于糯米枣饭上。

山药茯苓包子

【组成】山药粉 100 克,茯苓粉 100 克,面粉 200 克,白糖 300 克。

【功效】适用于脾虚者。

【做法】将山药粉、茯苓粉加水适量调成糊状,蒸半小时后,调入面粉、白糖,加发酵粉及少许碱面发酵,以猪油及青、红丝少许为馅料,包成包子,蒸熟即可。

核桃蜂蜜膏

【组成】核桃仁 1 000 克,蜂蜜 1 000 克。

【功效】治肾虚不纳之虚喘。

【做法】将核桃捣烂放入锅内,加入蜂蜜 1 000 克,和匀,收成膏用瓶装好,每次 1 匙,晨起及晚间空腹服,开水冲服。

双仁蜜饯

【组成】炒杏仁(去皮尖)250 克,核桃仁 250 克,蜂蜜 500 克。

【功效】适用于肺肾两虚者。

【做法】将杏仁放锅内加水适量,煎煮 1 小时,再加核桃仁 250 克,共煮,待

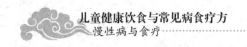

汁将干时,加入蜂蜜 500 克,拌匀煮沸即可。

蛤 蚧 粉

【组成】蛤蚧 1 对或蛤蚧数只,冰糖 15 克。

【功效】适用于肾虚者。

【做法】将蛤蚧焙干、研末,每次用 5～6 克,加入冰糖炖服。每天 1 次,连服 20～30 天。

核桃大米粥

【组成】核桃 30 克,大米 100 克。

【功效】治肾虚不纳之虚喘。

【做法】核桃去壳取肉,同大米同煮成粥。分早、晚餐食之,可常服。

核桃芝麻蜂蜜膏

【组成】核桃仁、芝麻(炒)、红枣、蜂蜜各 250 克,黑芝麻 100 克。

【功效】此方最适合儿童服用,不但能治久咳、支气管炎、哮喘,而且对小孩的便秘也有非常好的效果。此方如果长期食用的话,能增强体质。

【做法】将核桃仁、芝麻研细。将蜂蜜和水在火上加热成汤,把碾碎的核桃仁及芝麻放入搅拌均匀,放入大碗,加盖,在大锅中蒸,大火烧开后改用小火蒸 40 分钟即可。每天早、晚各服一次。

水 晶 桃

【组成】核桃仁 500 克,霜柿饼 500 克。

【功效】补肺益肾,止咳定喘。主治肺肾两虚,咳嗽喘逆,不能平卧,以及哮喘日久,反复发作者。

【做法】先将核桃仁置锅内蒸熟,取出后捣烂,再与霜柿饼一同放入锅内煞融,待冷后随意食用。

呕吐

呕吐是因胃失和降,气逆于上,以致乳食由胃中上逆经口而出的一种常见疾病。多见于哺乳期婴幼儿,且大多发生在婴幼儿食乳不久,此类原因多因婴幼儿胃容量较小,食管较短,贲门松弛,或因喂养不当而发生,严重者呕吐可呈喷射状,常见于婴儿幽门狭窄,严重时发生阻塞,需及时去医院求治。喷出物气味难闻,或见乳块,是隔宿未消化的乳。

本证发生无年龄和季节限制,而以婴幼儿及夏季易于发生。如能及时治疗,预后尚好。经常或长期呕吐,则损伤胃气,胃纳失常,可导致津液耗损,气血亏虚,当注意固护胃阴。此外,目前有些家庭喂养不当,常在孩子进餐时训斥,或强制性进食,也可导致孩子在餐后一段时间后发生呕吐。

消 乳 丸

【组成】香附(炒)30克,甘草(炙)15克,陈皮(去白)15克,缩砂仁30克,神曲(炒)30克,麦蘖(炒)30克。

【功效】消乳消食、和胃降逆。主治有伤乳伤食史,呕吐物为乳块或不消化食物,吐后觉舒的病儿。

【做法】以上各味研为末,泡雪糕丸,如黍米大,七岁以上用绿豆大。每次服30丸,食后姜汤下。

黄连温胆汤

【组成】川连6克,竹茹12克,枳实6克,半夏6克,橘红6克,甘草3克,生姜6克,茯苓10克。

【功效】清热燥湿,理气化痰,和胃利胆。

【做法】以上各味以水煎服。

丁萸理中汤

【组成】丁香3克,茱萸3克,白术9克,人参9克,干姜9克,炙甘草9克。

【功效】温中散寒,和胃降逆。适用于食后良久方吐,吐物不化,清稀不臭,脾胃素虚的病儿。

【做法】以上各味捣碎,和蜜为丸,如鸡子黄许大。以沸汤数合和一丸,研碎,温服之。

解 肝 煎

【组成】陈皮、半夏、厚朴、茯苓各45克,苏叶、芍药各3克,砂仁2.1克。

【功效】疏肝理气,化湿畅中。适用于呕吐酸苦,或嗳气频频,每因情志刺激加重,胸胁胀痛,精神郁闷者。

【做法】以上各味用水 300 毫升,加生姜 3~5 片,煎服。

茯苓橘皮小米粥

【组成】小米 30 克,茯苓 30 克,橘皮 15 克。

【功效】降逆止呕、养胃和中。主治脾胃虚弱,少食纳呆、恶心呕吐、嗳气呃逆等症状。

【做法】以上各味水煎煮粥。每日 1 剂,连服 10 天。

栗子茯苓枣粥

【组成】栗子、大枣各 10 枚,茯苓 15 克,大米 50 克。

【功效】栗子(板栗)性温、味甘,入脾、胃、肾经,能健脾益肾、厚补胃肠;大枣味甘性平,有健脾和胃、补益气血功效;茯苓性平、味甘淡。有补脾利湿,宁心安神作用。

【做法】先将茯苓研细,大枣去核,将大米煮沸,加入大枣和茯苓、栗子等,煮至粥融熟即可食用。

豌豆栗子双米饭

【组成】粳米 15 克,糯米 10 克,豌豆 15 克,栗子 20 克,香菇、胡萝卜各 10 克,植物油适量。

【功效】豌豆富含赖氨酸,其味甘性平,有益中气、止泻痢、调营卫、利小便、消痈肿之功效;主治脾胃不适、呃逆呕吐、心腹胀痛等病症。栗子性味甘温,有养胃、健脾、补肾等功效。

【做法】先将豌豆煮好后去皮研成粉;栗子去皮,切成小丁;香菇剁碎,胡萝卜去皮,氽烫一下切成丝。在粳米和糯米里加水后放置 30 分钟,再加入豌豆和栗子煮成饭。将切好的香菇、胡萝卜用适量植物油煸炒,加高汤焖熟,吃时浇在米饭上。

白扁豆粥

【组成】鲜白扁豆 120 克,粳米 150 克,红糖适量。

【功效】健脾止泻,消暑化湿,消食导滞,和胃止呕。此方适用于脾胃虚弱,慢性腹泻以及有恶心呕吐者。

【做法】将扁豆与粳米洗净后一同下锅,加水煮粥。

生姜枣粥

【组成】鲜生姜 5 片,大枣 7 枚,粳米 50 克,陈米醋少许。

【功效】健脾和胃,散寒止呕。适用于脾胃素虚,维纳不振,复因感寒,乃至呕吐,或食入则吐等。

【做法】先将生姜入水中煎煮片刻,去姜留汁,再加入大枣、粳米熬粥,待粥成后兑入陈米醋,略煮片刻,乘温食用。

芦根粟米粥

【组成】鲜芦根(洗净、切碎)60 克,粟米 100 克,生姜自然蜂蜜各适量。

【功效】清热养阴,益胃止呕。主治胃经受热,呕吐严重,损及胃阴,以及不时干哕,口干口渴等。

【做法】先将芦根入水中煎熬,去渣留汁,再入粟米熬粥,待粥成后兑入姜汁、蜂蜜调匀食之。

吴茱萸粥

【组成】吴茱萸 2 克,粳米 50 克,生姜 2 片,葱白 2 茎

【功效】补脾暖胃,温中散寒,止痛止吐。适用于虚寒性痛经以及脘腹冷痛、呕逆吞酸。

【做法】先将吴茱萸研为细末备用;用粳米加水先煮粥,待米熟后下吴茱末及生姜、葱白,同煮为粥。每日早、晚服用。3~5 天为 1 个疗程。

良 姜 粥

【组成】高良姜 60 克,粳米 50 克。

【功效】温中散寒,下气止呕,健脾和胃。主治风冷浸及胃肠,症见心腹冷痛,呕吐频作,泄泻,呃逆上气等。

【做法】用水 750 毫升煎高良姜,煎至 500 毫升,去渣,入粳米,文火熬煮至米熟烂成粥。

荜 茇 粥

【组成】荜茇、胡椒、桂心各 1 克,粳米 50 克。

【功效】温胃散寒,祛痛止呕。主治寒气犯胃,脘腹疼痛,胀满,不得饮食,食入则吐,或呕吐稀涎。

【做法】将荜茇、胡椒、桂心分别研成细末,拌匀待用,大米淘洗干净,放入锅中,加水适量,熬煮成粥。放入荜茇、胡椒、桂心粉,搅匀,加少许精盐即可。

薯蓣半夏粥

【组成】生山药 30 克(轧细),清半夏 30 克,白砂糖适量。

【功效】健脾和胃,降逆止呕。主治脾胃虚弱,胃气上逆,冲气上冲,以致呕吐不止,闻药气则呕吐益甚,诸药皆不能下咽者。

【做法】先将半夏用微温之水淘洗数次,不使有分毫的矾味,用做饭小锅(勿用药甑)煎取清汤约两杯半,去滓,调入山药细末,再煎 2~3 沸,其粥即成。和白砂糖食之。

【提示】可据症状加减应用:若上焦有热者,以柿霜代砂糖;凉者,用粥送服干姜细末 1.5 克。

五物香薷饮

【组成】香薷、白扁豆、厚朴(姜制)、白茯苓、炙甘草各 3 克。

【功效】解表和胃,驱暑和中,降逆止呕。主治外感寒暑,脾胃不和。

【做法】以上各味以水 2 钟,煎至 1 钟,不拘时服。

生姜饴糖饮

【组成】鲜生姜 10 克,饴糖 30 克。

【功效】健脾、温胃、止呕。主治脾胃虚寒冷痛,以及误食生冷而导致的呕吐。

【做法】将生姜洗净,切丝,放入瓷杯内,用滚开水冲泡,加盖温浸 10 分钟,再加入饴糖适量,代茶频频饮服,不拘时间和次数。

白 术 饮

【组成】白术(炒)、人参、草豆蔻、炮良姜、厚朴(姜制)、煨肉豆蔻、橘红、木香、炒麦芽各 3 克,炙甘草 1.5 克。

【功效】主治脾劳虚寒,呕吐不食,腹痛泄泻,腹满喜噫,多卧少起,情思不乐,肠鸣卷怠。

【做法】将以上各味锉末,加生姜 5 片,大枣 1 枚,水煎,去渣留汁,食前服用。如需服用 10 次,可将用量乘以 10 则可。

人参橘皮汤

【组成】人参(去芦头)30 克,陈橘皮(去白)、干姜各 15 克。

【功效】主治小儿吐乳。

【做法】将以上 3 味研为细末,每服 9 克,水煎去渣取汁,令乳母分 2 次温服,服了良久,方可哺乳婴儿。

干葛竹茹汤

【组成】干葛根、陈橘皮、竹茹、白茯苓、熟半夏、甘草各等份。

【功效】主治风热喘逆,寒邪化热,胃热呕吐。逆于阳明而呕吐者。

【做法】将以上各味锉为粗末。每服 15 克,加水 300 毫升,生姜 3 片、大枣 1 枚,同煎至 150 毫升,去滓温服。

木香调气汤

【组成】木香、藿香、砂仁、白豆蔻(去壳取仁)、甘草各等份。

【功效】和胃,降逆,止呕。主治胃气不和,忽然发作呕吐等。

【做法】以上各味锉为粗末,加生姜水煎服。每次用药末 6 克。

竹茹汤

【组成】葛根(干品)60 可,半夏(姜汁半盏,浆水 1 升,共煮至干)、甘草(蜜炙)各 6 克,生姜 3 片,大枣 1 枚,竹茹(如弹子大)1 团。

【功效】清热降逆,和胃止呕。主治因胃热而引起的呕吐。

【做法】先将前 3 味各研为粗末后和匀,每次用 15 克,再与竹茹、生姜、大枣一起入水中煎煮,去渣留汁,乘温服用。

太仓丸

【组成】白豆蔻、砂仁各 60 克,丁香 30 克,陈仓米(用簸去空者,土炒)500 克。

【功效】主治脾胃虚弱,饮食不进,反胃呕吐。

【做法】以上各味研为细末后和匀,以姜汁和丸,如梧桐子大,每服 50～70 丸,米饮汤送下。

和中益气丸

【组成】丁香、木香各 15 克,肉豆蔻、茴香(微炒)、三棱(炮、锉)、肉桂(去粗皮)、青橘皮(去白)、陈橘皮(去白)各 120 克。

【功效】主治脾胃不和,胃失降逆,呕吐食减,口苦吞酸,胸满短气,肢体倦怠,面色萎黄。

【做法】以上各味研为细末后和匀,以白面粉和丸,如梧桐子大小,每服 50～70 丸,食后温姜汤送服。

异 功 散

【组成】人参(切,去顶)、茯苓(去皮)、白术、陈皮(锉)、甘草各等份。

【功效】健脾理气。主治脾胃虚弱,中焦气滞,饮食减少,大便溏薄,胸脘痞闷不舒,或呕吐泄泻。现用于小儿吐泻,不思饮食,以及虚冷病等,属脾虚气滞者。

【做法】以上各味研为细末后和匀。每服 6 克,用水 150 毫升,加生姜 5 片、大枣 2 个,同煎至 100 毫升,空腹时温服。

枇杷叶散

【组成】枇杷叶(炙,拭去毛)、陈橘皮(汤浸,去白,焙)各等份。

【功效】哕逆不止,饮食不入。主治胃气虚弱,呕逆吐食。

【做法】将以上 2 味一同研为粗末,每用 15 克,以水 1 碗,加生姜 3 片,一起入水中煎煮取汁,乘温服用。

丁香姜糖

【组成】公丁香(研为细末)5 克,生姜(干品,研为细末)30 克,红糖 50 克,麻黄适量。

【功效】温中散寒,降逆止呕。主治胃寒呕吐,呃逆及兼见胃痛,也可用于治冻疮。丁香辛温,温中降逆,温肾助阳;生姜辛温,温中止呕,发汗解表;佐红糖能祛胃寒、助阳气,预防冻疮发生。

【做法】将糖放入锅中,加水少许,以文火煎熬至较稠厚时,加入姜末及丁香粉调匀;再继续煎熬至用铲挑起即成丝状而不黏手时,停火。将糖倒在涂过食油的大搪瓷盘中,稍冷切成 30 块,随意食用。

羊 肚 羹

【组成】羊肚(洗净)1具,粳米50克,蜀椒(去目,炒出汗)30粒,生姜(切碎)6克,葱白数根,豆豉适量。

【功效】祛风散寒,温胃止呕。主治脾胃虚寒,复因感受寒凉而诱发之呕吐、胃院作痛、身冷喜暖等症。

【做法】将羊肚洗净,将粳米与葱白、豆豉、蜀椒,生姜拌匀,放入羊肚内,用线缝牢,用水煮烂熟,空腹时食用。

消化不良

消化不良俗称"伤食",是一种小儿常见的病症,临床上多见腹胀、嗳气、食欲不振、恶心、呕吐等症状。可发生于各种季节,夏季暑湿当令之际尤甚。究其原因或由喂养不当,饮食不能节制;或由疾病伤及脾胃;或由先天不足,或由膳食管理不善等原因所致。

中医将消化不良归为"胃脘痛"、"痞满"、"嘈杂"、"纳呆"、"伤食"等范畴,临床主要可分为肝胃不和证、食停湿阻证和脾胃虚弱证。消化不良的治疗主要是采取消食化滞为治疗原则,若食积较甚,胃脘胀满难除,则当以荡涤积滞为用。但是,在临床具体治疗过程中,应根据小儿脏腑娇嫩的特点,以中病即止为要,切忌攻伐过度。

不换金正气散

【组成】苍术9克,厚朴(姜制)6克,陈皮9克,炙甘草3克,藿香9克,半夏9克。

【功效】调和脾胃、运脾开胃。适用于食欲不振,厌恶进食,嗳气泛恶,食后脘腹饱胀者。

【做法】以上各味研为末,取生姜、大枣、生姜少许炖汤食前送服,一次15克,一日1~2次。

白术猪肚粥

【组成】白术30克,槟榔10克,猪肚1具,粳米60克,生姜适量。

【功效】补中益气,健脾和胃,消食化滞。适用于脾胃虚弱,消化不良,症见不思饮食,倦怠少气,腹部虚胀,大便泄泻不爽,夹有不消化物。

【做法】先将猪肚洗净后切成片状,再与白术、槟榔、生姜一同入水中煎煮取汁,然后用此汁熬粥食之。

养胃增液汤

【组成】石斛 6 克,乌梅 6 克,北沙参 30 克,玉竹 15 克,甘草 9 克,白芍 9 克。

【功效】滋脾养胃,佐以助运。用于小儿厌食。口干多饮而不喜进食,皮肤干燥,大便干结,舌苔光剥,或舌红少津,脉细。

【做法】以上各味用水煎服。

健 脾 丸

【组成】白术(炒)7.5 克,木香 22 克,黄连(酒炒)22 克,甘草 22 克,白茯苓(去皮)60 克,人参 45 克,神曲(炒)30 克,陈皮 30 克,砂仁 30 克,麦芽(炒)30 克,山楂肉 30 克,山药 30 克,肉豆蔻(面裹纸捶去油)30 克。

【功效】健脾助运,消食化积。主治脾虚夹积证,患儿多见面色萎黄,形体消瘦,不思饮食,食则饱胀,大便稀溏。

【做法】以上各味研为细末,蒸饼为丸,如绿豆大,每服 50 丸,空腹服,1 日 2 次,陈米汤下。

橘 皮 粥

【组成】粳米 100 克,陈橘皮(或用蜜饯橘饼 1 个代之)10 克,白砂糖 5 克。

【功效】健脾、理气、消食。主治脾虚失运,饮食不化,食后腹胀,嗳气食臭等。

【做法】将干橘皮擦洗干净,研成细末。粳米淘洗干净,用冷水浸泡半小时,捞出,沥干水分。取锅放入冷水、粳米,先用旺火煮沸,然后改用小火熬煮,至粥将成时,加入橘皮末和白糖,再略煮片刻,即可盛起食用。

胡 萝 卜 粥

【组成】料胡萝卜 2~3 个,粳米 50 克,红糖适量。

【功效】健脾宽中,利膈下气。主治胃肠素虚,饮食略微过量便消化不良,症见脘腹胀闷,呃逆吞酸,大便泄泻,完谷不化。

【做法】将胡萝卜洗净,切成小块,与粳米一起入水中熬粥,煮至熟烂后加入红糖,煮沸后即可食用。

粟米山药粥

【组成】粟米 50 克,淮山药 25 克,白糖适量。

【功效】补脾益气,安神滋阴。本方用粟米,有补益脾胃、清热安神之功;山药,健脾胃,补气阴,利尿益肾。经常食用能防治小儿消化不良。

【做法】将粟米淘洗干净;山药去皮后洗净,切成小块。锅置火上,放入适量清水,下入粟米、山药块,用文火煮至粥烂熟,放入白糖调味,煮沸即成。

小米香菇粥

【组成】小米 50 克,香菇 50 克,鸡内金 5 克。

【功效】健脾和胃,消食化积。本方用小米,健脾胃;鸡内金,能助消化;香菇,有健脾胃、助食作用。此粥大益胃气,开胃助食,常食可防治小儿消化不良。

【做法】小米淘洗干净;香菇洗干净,切成小块或碎末;鸡内金洗净。锅置火上,放入适量清水,下入小米、鸡内金,用文火煮成粥。再取其粥汤液,与香菇同煮至熟烂,分次饮用。

山 楂 饼

【组成】鲜山楂 300 克,淮山药 300 克,白糖适量。

【功效】健脾导滞,和胃助食。本方用山楂,含大量维生素 C 和酸性物质,可促进胃液分泌,增加胃中酶类,从而助消化,能消肉积。山药健脾益气。

【做法】将山楂去皮核后洗净;山药去皮洗净,切成块。将山楂、山药块放入碗内,加适量白糖调匀后,上笼蒸熟,压制成小饼,即可食用。

玉米山药粥

【组成】粳米 30 克,碎玉米 30 克,紫山药 200 克,白砂糖适量。

【功效】开胃和中,利水消肿,化滞宽肠。主治过食肥甘厚味,以及油腻细粮等,以致胃中积热,有碍食物消化,积滞厌食。

【做法】先将粳米、碎玉米洗净,加水熬粥,待粥将成时将削皮洗净的紫山药丁,加入粥内同煮至熟软,加糖调味,乘温食用。

【提示】这道粥也可以用盐调味、煮成咸粥。在熬粥时,因碎玉米煮熟后会膨胀、吸收米汤,所以水要放多一点。

三子养清汤 2 号

【组成】山楂子、莱菔子、白芥子各等份。

【功效】消食化痰,理气宣导。主治食积痰滞,胸腹饱满,食欲不振,恶心呕吐,或攻四肢,肩背作痛,下遗大肠,时泻时止,或时吐痰,口中觉甘。

【做法】以上 3 味水煎取汁。每剂不过 6 克,用生绢小袋盛之,煮作汤饮,代茶啜用,不宜煎熬太过。

挝 脾 汤

【组成】高良姜 450 克,小茴香(炒)240 克,甘草 360 克,食盐 500 克,麻油 120 克。

【功效】主治治脾胃不快,宿醒留滞,呕吐酸水,心腹胀痛,不思饮食,伤冷泄泻等。

【做法】先将高良姜、小茴香、甘草一同入麻油中熬之,至油干为度,再加入食盐,同置锅中炒后研为极细末备用。每次用量 3 克,白开水送下。

莲 子 糊

【组成】莲子(去心)100 克,芡实、山药各 200 克,白砂糖适量。

【功效】健脾和胃。主治单纯性消化不良。

【做法】将前 3 味各研为细末后和匀,每用 50 克,先用凉水调匀,再将滚开水冲为糊状,以此糊代为正餐食之。

香砂养胃汤

【组成】炒香附、缩砂仁、炒苍术、姜厚朴、陈皮、白茯苓各 2.5 克,人参、木香各 2 克,白术(炒)、白豆蔻仁各 6 克,甘草(炙)1 克,生姜 2 片,大枣 3 枚。

【功效】治饮食不消成痞。当前多用以治疗消化不良,胃寒气滞,不思饮食,呕吐酸水,胃脘满闷,四肢倦怠等症。

【做法】以上各味研为粗末,水煎取汁用服,每日 2 次。

【提示】本方为消化不良常用方剂。若临床症见胃寒加干姜、官桂;若症见肉食不化,可加山楂、草果;若症见米粉面食不化加神曲、麦芽;若症见生冷瓜果不化加槟榔、干姜;若症见胸腹饱闷加枳壳、莱菔子、大腹皮;若伤食胃脘痛加木香、枳实、益智仁;若伤食泄泻加干姜、乌梅、白术;若伤食恶心呕吐加藿香、丁香、半夏、乌梅、干姜。

连翘薄荷饮

【组成】香附、莱菔子、槟榔、山楂、陈皮、连翘、薄荷各等份,木香(研为细末,冲服)1克,砂仁2克。

【功效】主治疬症而兼有食积气阻者。

【做法】水煎取汁,待冷时饮之。

大山楂丸

【组成】山楂1600克,麦芽(炒)、六神曲(麸炒)各250克,蜂蜜1400克。

【功效】消积化滞,和胃调中。主治脾胃不和,饮食停滞,脘腹胀满,以及食积、肉积等症。

【做法】将以上各味研为细末后和匀,炼蜂蜜为丸,每丸约重9克,每日2次,每次1丸,小儿酌减。

木香大安丸

【组成】广木香6克,连翘、黄连、陈皮、白术各9克,枳实、山楂肉、炒神曲、炒麦芽、炒莱菔子各12克,砂仁4克。

【功效】消食导滞。主治小儿食滞,不及消化,症见头温腹热,大便酸臭,嗳气恶食,烦不安眠,口干作渴等。

【做法】将以上各味研为细末后和匀,另用神曲煮糊,和上末为丸。每服3克,陈仓米煎汤送下。

扶脾丸

【组成】干生姜 肉桂各1.5克,干姜、藿香、红豆各3克,白术、茯苓、橘皮、半夏、诃子皮、炙甘草、乌梅肉各6克,麦芽(炒)、神曲(炒)各12克。

【功效】温脾消食,涩肠止泻。主治脾胃虚寒,腹痛便溏,饮食不化等。

【做法】将以上各味研为细末后和匀,另用荷叶烧饭和药末为丸,如梧桐子大。每服30丸,空腹时用温开水送下。

保 和 丸

【组成】山楂(焦)180克,六神曲(炒)60克,半夏(姜制)、白茯苓各90克,陈

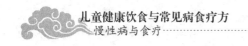

皮、连翘、莱菔子(炒)各 30 克,麦芽(炒)50 克。

【功效】健脾消食,调中和胃。主治脾胃不和,食积停滞,症见胸脘痞满,腹胀时痛,嗳腐厌食,大便不调。

【做法】以上 8 味,粉碎成细粉,过筛,混匀,用水泛丸,干燥制成水丸,如梧桐子大小,每服 30 丸;或每 100 克粉末加炼蜜 125～155 克制成大蜜丸即得。

二 贤 散

【组成】橘红 500 克,甘草 200 克,细盐 25 克。

【功效】主治消化不良,积滞少食。

【做法】先将以上 3 味同入水中水熬煮至烂,晒干后研为细末,每服 6 克,淡姜汤调服。

【提示】若有痞块,加姜黄 25 克同前药煮;若有气滞,加香附 100 克同前药煮;若有气虚,加沉香 25 克于药末中同研;若有噤口痢,加莲子肉 100 克于药末中同研。

三 仙 散

【组成】焦山楂、焦麦芽、焦神曲各 100 克。

【功效】消食化滞。主治小儿宿食停滞,消化不良,腹满胀痛,饮食减少。

【做法】以上各味研为细末。每服 3 克,1 日 2 次,白开水冲服。

木香散 1 号

【组成】广木香、破故纸、高良姜、砂仁、厚朴(姜汁炙)各 2 克,赤芍药、陈橘红、肉桂、白术各 15 克,胡椒、吴茱萸(汤洗)各 1 克,肉豆蔻 4 枚,槟榔 1,猪肝(不经水)120 克。

【功效】主治脏腑虚寒冷极,以及久冷伤惫,乃至水泻冷痢,完谷不化,饮食无味,肌肉瘦悴。

【做法】先将除猪肝外的各味研为细末后和匀,再将猪肝切成薄片,每次取药末 9 克,层层将药末掺入猪肝中,然后将猪肝置锅中,加浆水 250 毫升,与米醋 10 毫升煮熟,加入盐 3 克,葱白 3 茎,生姜 1 小块,同煎至水欲尽,空腹时冷食猪肝。

法制陈皮

【组成】陈皮半斤(其中 125 克切成条状)250 克,小茴香、甘草(炙)各 60 克,青盐 120 克,干生姜、乌梅肉各 15 克,白檀香 7 克。

【组成】化气消食,宽胸利膈。主治气机不利,饮食不化,以及脘腹痞满胀闷等。

【做法】以上除陈皮外各味研为细末后和匀,用水 1 大碗,药末 120 克,同橘皮一起煎煮,以橘皮煮至极烂为度,控干,再将其余药末拌匀。焙干后食陈皮适量。

炙 黄 鸡

【组成】黄雌鸡 1 只,食盐、酱、醋、茴香、小椒各适量。

【功效】健脾和胃,消食止泻。主治过食肥甘油腻,伤及脾胃,以及肠胃失调,宿食停滞不化,症见嗳腐吞酸,厌食呃逆,脘腹胀满泻痢不止。

【做法】将鸡处死后去净毛与肚杂,入水中洗净,然后将盐、酱、醋、茴香、小椒末刷于鸡上,揉搓令调味品均匀,再置于炭火上,炙至鸡焦为度,空腹时食之。

打嗝

呃逆又称为打嗝,指气从胃中上逆,喉间频频作声,声音急而短促。是一个生理上常见的现象,由横膈膜痉挛收缩引起的。健康人也可发生一过性呃逆,多与饮食有关,特别是饮食过快、过饱,摄入很热或冷的食物饮料、饮酒等。外界温度变化和过度吸烟亦可引起。呃逆频繁或持续 24 小时以上,称为难治性呃逆,多发生于某些疾病。小儿呃逆,当以饮食不节,寒热失宜最为多见。

该病的治疗原则上是以降逆止呃为大法,但是在具体的临床施治之中,则当明辨其致病原因,以辨证施治为要。另外,《内经·宣明五气篇》说"胃为气逆为哕",并记载了以草刺鼻取嚏以宣肺气,或"闭气一时"及"大惊之"以转移患者注意力,来达到止呃的三种方法。

丁 香 散

【组成】丁香、柿蒂各 3 克,甘草(炙)、良姜各 1.5 克。

【功效】温中祛寒,降逆止呃。适用于胃中寒冷引起的呃逆,患者多见呃声沉稳有力,胸膈及胃脘不适,得热则减,遇寒则甚。

【做法】以上各味研为细末。每服 6 克,用热汤调下,趁热服,不拘时。

竹叶石膏汤

【组成】竹叶 6 克,石膏 50 克,半夏 9 克,麦门冬 20 克,人参 6 克,粳米 10 克,甘草 6 克。

【功效】清热生津,益气和胃。

【做法】以上各味以水 1 斗,煮取 6 升,去滓,煮米熟,汤成去米,温服 1 升,日 3 服。

【提示】本方清凉质润,如内有痰湿,或阳虚发热,均应忌用。

益 胃 汤

【组成】北沙参 15 克,麦冬 15 克,生地 15 克,玉竹 5 克,冰糖 15 克。

【功效】生津养胃,降逆止呃。主治胃阴不足引起的呃逆,主症特点为呃声短促不连续,口干舌燥,烦躁不安,不思饮食。

【做法】把北沙参润透切片,麦冬洗净去心,生地洗净,切片;玉竹洗净,切 5 厘米长的段,冰糖打碎,同放炖杯内,加水 300 毫升。把炖杯置武火上烧沸,再用文火煎煮 25 分钟即成。代茶饮用。

三 汁 饮

【组成】麦门冬 10 克,生地黄 15 克,藕 150 克,冰糖适量。

【功效】生津润燥。三汁饮为民间验方,具有生津润燥的功效。适用于咽干、咽食难艰、反胃呕逆等症。

【做法】将麦门冬、生地、藕洗净切片。先将麦门冬、生地黄切碎,加 10 倍量水煎煮,去渣留汁。藕切碎,去渣留汁,再将两汁混合,一同放入锅内煎煮沸,加入冰糖,再煮 20 分钟即成,乘温服用。

芦根竹茹饮

【组成】鲜芦根(洗净、切碎)100 克,竹茹(姜制)30 克。

【功效】清热化痰,和胃降逆。主治胃中蓄热,止气呃逆。

【做法】以上 2 味水煎取汁,共煎取药汁 150 毫升。每日 1 剂,分 2～3 次服用。

五汁安中饮

【组成】水梨汁 20 毫升、莲藕汁 20 毫升、甘蔗汁 50 毫升、韭菜汁 20 毫升、芦根汁 50 毫升。

【功效】增液润燥,化瘀开结。主治津液亏损,燥结痞满,症见口干舌燥,吞咽不利,大便艰涩,呃逆上气。

【做法】将以上五汁一起置入碗中后和匀,再放入锅中,隔水缓缓炖熟,置温后每日 1 碗,频频服食。

丁香柿蒂汤

【组成】丁香 6 克,柿蒂 9 克,人参 3 克,生姜 6 克。

【功效】主治胃寒呃逆,胸中痞满者。其中丁香泄肺温胃而暖肾,柿蒂苦涩而降气。人参所以辅真气,使得展布,生姜去痰开郁而散寒。

【做法】以上各味水煎取汁,乘温饮用。

生姜竹茹汤

【组成】竹茹(鸡子大)1 团,生姜(切)6 克,人参 6 克,葛根 9 克,陈皮 9 克,甘草 3 克。

【功效】益气清热,降逆止呕。主治大病或久病之后,身体虚弱,或见胃虚有热,气逆不降,以致呃逆频发,甚则症见呕吐等。现代也用于治疗腹部手术后呃逆不止,但属于胃中虚热者。

【做法】以上各味水煎取汁,分 2 次服用,不拘时候。

橘 皮 汤

【组成】橘皮 6 克,生姜 12 克。

【功效】行滞,止呕。主治胃气虚寒导致的干呕呃逆,手足不温等。

【做法】以上 2 味,以水 700 毫升,煮取 300 毫升,分 3 次服用,每次温服 100 毫升,下咽即愈。

红 豆 丸

【组成】胡椒、缩砂、拣丁香、红豆各 21 粒。

【功效】主治呕逆膈气,反胃吐食。

【做法】先将以上 4 味研为细末后和匀,再用生姜汁和药末为丸,如皂角子大小。另取大枣适量,弃枣核,每枚枣枣肉中填入药丸 1 粒,外面用面粉裹后煨热,空服细嚼,再用白开水送下。1 日 3 服,每次 1 丸。

吴茱萸丸

【组成】膏木香、青橘皮、白僵蚕、姜黄、泽泻、柴胡各 1 克,当归身、炙甘草各 2 克,益智仁、人参、陈橘皮、升麻、黄耆、制半夏各 3 克,草豆蔻仁、吴茱萸各 4 克,麦芽面 5 克。

【功效】主治寒在膈上,噎塞,咽膈不通,呃逆不止。

【做法】先将以上各味研为细末后和匀,再用汤浸蒸饼后为丸,如绿豆大。每服 20～30 丸,温水送下。也可细嚼慢咽,勿多饮汤,恐药速下。

新制橘皮竹茹汤

【组成】橘皮 9 克,竹茹 9 克,柿蒂 7 枚,姜汁 3 茶匙(冲)。

【功效】清化痰热,和胃降逆。主治湿热阻遏胃气,中焦不和,呃逆上气者。

【做法】先将前 3 味一同入水中煎煮片刻,去渣留汁,再兑入生姜汁,分 2 次温服,若未见效,再作服。有痰火者,可加竹沥、栝楼霜;有瘀血者,可加桃仁。

柿蒂茶 1 号

【组成】生姜 5 克,柿蒂 5 枚,红糖 10 克。

【功效】温中和胃,散寒止呕。适用于胃寒呕吐,症见不思饮食,呕吐泄泻,舌苔白。

【做法】将以上各味放入杯中,以沸水冲泡,焖 10 分钟,代茶频饮。

柿 蒂 茶

【组成】柿蒂(研末)6 克,陈茶叶适量。

【功效】主治呃逆频发不止。

【做法】柿蒂末、陈茶叶同入杯中,以滚开水冲泡后当茶饮。

疳积

疳积是以神萎、面黄肌瘦、毛发焦枯、肚大筋露、纳呆便溏为主要表现的儿科病证。疳积多因饮食不节,恣食肥甘厚腻,损伤脾胃,形成疳证;也可因乳食喂养不当,以致损伤脾胃,运化失职,营养不足,气血精微不能濡养脏腑。其他如因慢性腹泻、慢性痢疾、肠道寄生虫等病,经久不愈,损伤脾胃等也可引起。该病大多见于3岁左右儿童,并且因为患儿脏腑长期失于濡养,气液干涸,因此在临床通常表现为患儿形体羸瘦,气血不荣,头发稀疏,精神疲惫,腹部膨大,且青筋暴露。或见腹凹如舟,饮食异常等特征。

　　在具体实施时,需根据疳积的程度,采取相应的措施,如先补后攻,或先攻后补,也可以内外分治,攻补兼施等方法。除此以外,在疳积治疗的同时,饮食营养的合理调节,注意人性化的喂养,对于该病的治疗有着不可忽视的重要作用。

资生健脾丸

【组成】党参45克,白术75克,山药30克,茯苓60克,薏苡仁30克,泽泻30克,藿香30克,白蔻仁30克,山楂30克,神曲30克,麦芽30克。

【功效】调脾健运,消食助运。主治由脾胃失和,纳化失健所致的"疳气"。以形体略瘦,食欲不振为特征。

【做法】以上各味研为细末,蒸饼为丸,如绿豆大,每服50丸,空腹服,1日2次,陈米汤下。

肥儿丸

【组成】肉豆蔻(煨)150克,木香60克,六神曲(炒)300克,麦芽(炒)150克,胡黄连300克,槟榔120克,使君子仁150克。

【功效】杀虫消积,健脾清热。主治疳积,证见形体明显消瘦,四肢枯细,肚腹膨胀,烦躁不宁。

【做法】以上各味研为细末,取鲜猪胆汁和为小丸,每丸约重3克,开水调化,空腹时服1丸。一岁一丸,小儿服量酌减。

八珍汤

【组成】当归(酒拌)10克,川芎5克,白芍药8克,熟地黄(酒拌)15克,人参3克,白术(炒)10克,茯苓8克,炙甘草5克。

【功效】补脾益气,养血活血。主治干疳,证见形体极度消瘦,皮肤干瘪起皱,皮包骨头,毛发干枯。

【做法】以上各味以清水二盅,加生姜3片、大枣2枚,煎至八分,食前服。

石斛夜光丸

【组成】天门冬、麦门冬、生地黄、熟地黄、新罗参、白茯苓、干山药各 30 克，枸杞子、牛膝、金钗石斛、草决明、杏仁、甘菊、菟丝子、羚羊角各 21 克，肉苁蓉、五味子、防风、炙甘草、沙苑蒺藜、黄连、枳壳、川芎、生乌犀、青箱子各 15 克。

【功效】滋补肝肾，清热明目。主治眼疳，证见形体消瘦，两眼干涩，畏光羞明，眼角赤烂等。

【做法】以上各味捣为极细末，炼蜜为丸，如梧桐子大。每服 10～15 克，空腹时温酒送服，盐汤亦可。

真 武 汤

【组成】茯苓 9 克，芍药 9 克，白术 6 克，生姜 9 克，附子(炮去皮)一枚。

【功效】温阳利水。用于治疗疳肿胀，浮肿明显，尤以腰以下为甚，四肢欠温，偏于肾阳虚。

【做法】以上五味，以水 8 升，煮取 3 升，去滓，温服 7 合，日 3 服。

七 圣 丸

【组成】青橘皮、陈橘皮、杏仁(去皮尖、双仁者)、川楝子、京三棱、莪术(炒)、芫花各 15 克。

【功效】消疳化积，行气破滞。

【做法】先将芫花入迷卒中浸泡一宿，再捞出置锅中炒至渐干，次入莪术同炒，至色青为度，然后再将青橘皮、陈橘皮、川楝子一同置锅中炒至微焦，取出后研为极细末，另将杏仁研为细末，与前研的极细末一同混匀，用醋煮米糊为丸，如黍米大。一岁患儿每次服 2 丸，二岁患儿每次每次服 4 丸，三岁患儿每次服 6 丸，以此类推。每天临睡前用熟米汤送服。

【提示】此方改作汤剂也可，名"七圣汤"，功用与丸剂相同。

大芦荟丸

【组成】苍术(米泔浸，炒)、陈皮、厚朴(姜炒)、青皮、枳实(炒)、槟榔、神曲(炒)、山楂(去子)、麦芽(炒)、三棱(煨)、莪术(煨)、砂仁、茯苓、黄连、胡黄连、芫荑仁、使君子、青黛、芦荟各等份。

【功效】主治小儿五疳，皮黄肌瘦，发直尿白，肚大青筋，好食泥炭米茶之物，或吐或泻等。

【做法】先将以上各味研为极细末后和匀,再用使君子壳煎汤取汁,调和以上细末为饼状,蒸饼为丸,如弹子大小,如弹子大。1日2次,每服1丸,清米汤化丸送服。

木 香 丸

【组成】广木香、肉豆蔻、缩砂仁(炒)、续随子(去油)各9克,麝香1克,干蟾(烧存性)3枚。

【功效】主治小儿内疳,泄泻少食。

【做法】将以上各味研为极细末后和匀,炼蜂蜜为丸,如绿豆大小。每服5~15丸,薄荷煎汤送服。

【提示】体虚者,去续随子,加人参、白术、肉桂、干姜。

芦 荟 丸

【组成】芦荟、蟾酥、麝香、朱砂、黄连、槟榔、鹤虱、使君子、肉豆蔻各等份。

【功效】主治小儿脾疳瘦弱,面色菱黄。

【做法】以上各味研为细末后和匀,糊为丸,如绿豆大。每服30丸,空腹时温水送下。

芦荟肥儿丸

【组成】五谷虫(炒)、白扁豆(炒)、淮山药(炒)、神曲(炒)各60克,芦荟(生)、胡黄连(炒)、川黄连(姜炒)、芜荑(炒)各30克,银柴胡(炒)40克,南山楂、使君子(炒)各70克,蛤蟆(煅)4个,肉豆蔻(煨)21克,槟榔15克,麦芽(炒)50克,鹤虱(炒)25克,朱砂(飞)、麝香各6克。

【功效】清肝健脾,消积杀虫。主治小儿肝疳。症见面目爪甲皆青,眼生眵泪,隐涩难睁,摇头揉目,合面睡卧,耳疮流脓,腹大青筋,身体羸瘦,燥渴烦急,粪青如苔等。

【做法】先将以上各味研为极细末后和匀,再用醋糊为丸,如黍米大。每服3克,米饮送下。

启 脾 散

【组成】潞党参(元米炒黄,去米)、制白术、莲子肉各90克,山楂(炒成炭)、五谷虫(炒成炭)各 60 克,陈皮、砂仁各 30 克。

【功效】主治小儿因病致虚,食少形羸,将成疳积者。或见小儿禀赋素弱,脾胃亏虚,形小瘦羸,极易生病者。

【做法】将以上各味各研为粗末后和匀,每服 6 克,白开水送服。

【提示】此方可应用百病愈后,用此药调脾开胃。任意姜汤调服,初生儿涂母乳头上服之。

疳 疾 散

【组成】鸡内金 30 克,神曲、麦芽、山楂各 100 克。

【功效】主治小儿诸种疳积,饮食不振,肌肉瘦弱等。

【做法】将以上各味研为极细末后和匀,每服 3 克,1 日 3 次,糖开水送服。

益 黄 散

【组成】陈皮(去白)30 克,公丁香 6 克,诃子肉(炮,去核)、青橘皮(去白)、甘草(炙)各 15 克。

【功效】温中理气,健脾止泻。主治脾胃虚弱,腹痛泻痢,不思乳食,呕吐腹胀,神卷面黄,疳积,腹大身瘦等。

【做法】将以上各味研为粗末后和匀,三岁儿服 4.5 克,用水 80 毫升,煎至 24 毫升,空腹时服。用药末量随年龄大小酌情增减。

便秘

便秘是指由于大肠传导功能失常导致大便秘结不通,排便周期延长,或粪便干结,排便艰难,或经常便而不畅的一种病症。《黄帝内经》认为便秘与脾胃受寒、肠中有热及肾功能失调关系密切。小儿便秘一般责于饮食不节,或因过食辛燥食物,乃至津液受损,肠道不濡之故。也有小儿热病之后肠道失润等原因。现代小儿便秘大多与膳食结构不合理,蔬菜量少,荤素搭配不合理有关;或家庭经常提供热性食物,如河虾之类;或提供较多油炸食物;或用饮料代替饮白开水;有些孩子是由于疾病中使用过一些抗生素导致菌群失调;有些婴幼儿的便秘与奶粉冲调不合理,配制奶粉浓度太浓,也可造成大便干结发臭,甚至大便出血。除此以外,没有养成良好的按时排便习惯,也是导致小儿便秘的一个重要原因。

小儿便秘的治疗,主要以改善膳食结构,培养两便习惯为治本措施。对症治疗可采用滑润肠道为主。饮食上则以清凉滋润为宜,同时注意培养按时排便习惯。

麻 仁 丸

【组成】麻子仁 20 克,芍药 9 克,枳实 9 克,大黄 12 克,厚朴 9 克,杏仁(去皮)10 克。

【功效】润肠泄热,行气通便。主治大便干结,小便频数,口干口臭者。

【做法】以上各味研为细末,炼蜜为丸,每次 9 克,每日 1～2 次,温开水送服。

六 磨 汤

【组成】乌药 10 克,木香 10 克,沉香 1 克,枳实 10 克,槟榔 10 克,大黄 10 克。

【功效】疏肝行气、理气导滞。主治大便秘结,欲便不得,胁腹胀满之证。

【做法】将乌药、木香、枳实、槟榔加水煎煮 20 分钟,再加入大黄,稍加煎煮后取汁,将沉香放入煎汁中即可,每日分 2 次服下。

润 肠 丸

【组成】大黄(去皮)、当归、羌活各 15 克,桃仁 30 克,麻仁 37.5 克。

【功效】养血润燥,活血祛风。主治大便干结,面色无华,头晕目眩之证。

【做法】麻仁研为泥,其余各味捣细,如梧桐子大小,每服 50 丸,空腹服,白汤送下。

增液汤加味

【组成】玄参 30 克,麦冬连心 24 克,细生地 24 克,火麻仁 10 克。

【功效】滋阴润肠通便。主治大便干结如羊屎状,形体消瘦,可见潮热盗汗,五心烦热。

【做法】以上各味用水 8 杯,煮取 3 杯,口干则与饮令尽;不便,再作服。

二 仁 丸

【组成】杏仁(去皮尖)、麻子仁、枳壳、诃子肉各等份。

【功效】润肠通便。适用于小儿肠燥便秘。

【做法】将以上4味研为极细末后和匀,炼蜜为丸。早、晚各服6～9克。

杏仁当归炖猪肺

【组成】杏仁15克,当归15克,猪肺250克。

【功效】润肺,润肠通便。

【做法】将猪肺洗净切片,在沸水中汆后捞起,与杏仁、当归一起炖熟即可。

松 子 粥

【组成】松子仁15～20克,米60克。

【功效】养阴润肠。

【做法】松子仁研碎,同粳米煮粥。

杏仁芝麻糖

【组成】甜杏仁60克,黑芝麻500克,白糖250克,蜂蜜250克。

【功效】养阴润燥,润肠通便。

【做法】先将甜杏仁打碎成泥,再将黑芝麻淘洗干净备用;将白糖、蜂蜜熬化,加入黑芝麻、甜杏仁搅匀,冷却后即可食用。

鲜笋拌芹菜

【组成】鲜嫩竹笋100克,芹菜100克。

【功效】清热,润肠,通便。适用于蔬菜摄入偏少的儿童。

【做法】将竹笋煮熟切片。芹菜切段,用开水略焯,控尽水分与竹笋片相合,适当调味即可。

胡 桃 粥

【组成】胡核仁4个,粳米100克,白糖适量。

【功效】润肠通便。适用于体虚肠燥便秘患者食用。

【做法】将胡桃仁捣烂同粳米一起煮成粥,加适量白糖即可。

芝 麻 粥

【组成】黑芝麻、粳米各适量,白糖适量。

【功效】芝麻营养丰富,有滋养肝肾、润燥滑肠、乌须黑发等良好功效,适用于身体虚弱便秘患者食用。

【做法】先取黑芝麻适量,淘洗干净晒干后炒热研碎,每次取 30 克,同粳米 100 克煮粥。每次在碗里加适量白糖。

酥 蜜 粥

【组成】酥油 30 克,蜂蜜 50 克,粳米 100 克。

【功效】润滑胃肠、改善便秘。适用于阴虚劳损等便秘患者食用。

【做法】先将粳米加水煮沸,然后兑入酥油和蜂蜜,煮成稠粥。

柏子仁粥

【组成】柏子仁 30 克,粳米 100 克。

【功效】适用于肠燥大便不畅者。

【做法】将柏子仁洗净去杂捣烂,加粳米煮粥,服时兑入蜂蜜适量。

无花果粥

【组成】无花果 30 克,粳米 100 克,蜂蜜或白糖适量。

【功效】无花果味甘,性平。入肺、脾、胃三经。有补脾益胃,润肺利咽,润肠通便等功效。可用于治疗消化不良、痢疾、肺热声嘶、咳嗽痰多、咽喉干痛及便秘等症。

【做法】先将粳米加水煮沸,然后放入无花果煮成粥。服时加适量蜂蜜和砂糖。

五 仁 丸

【组成】桃仁、杏仁(麸炒,去皮尖)各 30 克,松子仁 4 克,柏子仁 15 克,郁李仁 3 克,陈皮(另研末)120 克。

【功效】润肠通便。主治津枯便燥。

【做法】先将前 5 仁共研为膏状,再加陈皮末研匀,然后炼蜜为丸,如梧桐子大小。每服 30～50 丸,空腹时米汤送下,每日 1～2 次。

五汁饮 2 号

【组成】梨汁、蔗汁、菜菔汁各 60 毫升,鲜石菖蒲汁 5 毫升,姜汁 2 滴。

【功效】主治肠膈不通,大便秘结,粪如羊屎粒粒状者。

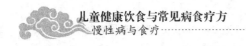

【做法】将以上 5 味共对合后和匀,隔水炖温,顿服。

降气槟榔丸

【组成】槟榔 60 克,杏仁(浸泡后去皮尖,麸炒)30 克。

【功效】调顺三焦,升降阴阳,增进饮食,润肠去燥。

【做法】将以上 2 味研为细末后和匀,炼蜜为丸,如梧桐子大。每服 30～50 丸,食后温生姜汤送下。

槟榔枳实丸

【组成】木香、枳实(麸炒)、干姜各 30 克,白术、泽泻、缩砂仁、槟榔、青皮(去白)、赤茯苓(去皮)、半夏(汤洗七次)各 90 克。

【功效】主治湿饮停积,胸膈痞闷,宿食不化,大小便不利,及一切气滞不匀。

【做法】先将以上各味研为极细末后和匀,再用米醋以及面粉和药末为丸,如梧桐子大小。每服 30～50 丸,饭后温生姜汤送服。

瓜蒌嚼

【组成】瓜蒌仁 30 克,文蛤 2 克,姜汁适量。

【功效】主治肠中有燥粪不下。

【做法】先将瓜蒌仁、文蛤共研为末,再用姜汁调成小丸如弹子大。不拘时嚼在口中咽汁液,每日数次。

肾 炎

肾脏的生理功能主要是排泄代谢产物及调节水、电解质和酸碱平衡,维持机体内环境稳定。肾炎是以肾组织结构发生炎性改变为基本特征,引起不同程度肾功能减退的一组肾脏疾病,可由多种病因引起。

肾炎又称为"肾小球肾炎",是由于链球菌及其他细菌引起的一种变态放映性疾病。是儿科的常见病之一,其中尤以 3～8 岁的小儿容易发生。该病属于中医"水肿"范畴,临床中常见水肿、尿少、尿血、蛋白尿以及高血压等症状,并以病程长短,可分为急性肾炎与慢性肾炎。

一般来说,急性肾炎多因风邪外袭,阻于肌表,乃至风水相搏,水液溢于体表。此类患者疾病初起症见脸面浮肿,继而延及四肢,乃至全身。慢性肾炎大多由急性肾炎迁延不愈而成,临床表现为全身浮肿明显,大量蛋白尿,并见面色㿠白,四肢不温等症。

急性肾炎的治疗,当根据病邪在表的特点,治以宣肺解表,行气利水为要。慢性肾炎的治疗,则当根据患儿脏腑受损的不同程度,分别采取健脾益气,固肾利水等方法。如果病程日久,脾肾阳虚,则当温补脾肾为用。

麻黄连翘赤小豆汤合五苓散

【组成】麻黄6克,连翘9克,杏仁9克,赤小豆30克,大枣12枚,桑白皮10克,生姜6克,甘草6克,猪苓9克,泽泻15克,白术9克,茯苓9克,桂枝6克。

【功效】疏风宣肺,利水消肿。主治急性起病,水肿从眼迅速脸开始迅速波及全身,以头面部肿势为著者。

【做法】以上各味以水煎服。

五味消毒饮合小蓟饮子

【组成】金银花15克,野菊花6克,蒲公英6克,紫花地丁6克,紫背天葵子6克,生地黄30克,小蓟15克,滑石15克,蒲黄(炒)9克,藕节9克,淡竹叶9克,当归(酒浸)6克,山栀子9克,炙甘草6克。

【功效】清热利湿,凉血止血。主治浮肿,血尿,烦热口渴,头身困重之证。

【做法】以上各味以水煎服。

【提示】本方不可久服。

龙胆泻肝汤合羚角钩藤汤

【组成】龙胆草酒炒6克,黄芩炒9克,山栀子(酒炒)9克,泽泻12克,车前子9克,当归(酒炒)3克,生地黄(酒炒)9克,柴胡6克,生甘草6克,羚角4.5克,钩藤9克,白芍9克。

【功效】平肝泻火,清心利水。主治肢体面部浮肿,伴有头痛目眩,烦躁,呕吐,甚至抽搐昏迷的症状。

【做法】以上各味以水煎服。

温胆汤合附子泻心汤

【组成】生姜(切片)12克,生旱半夏(捣碎)6克,陈皮9克,竹茹6克,枳壳6克,炙甘草3克,大黄15克,黄连15克,黄芩15克,附子(炮)1枚。

【功效】通腑泻浊，解毒利尿。

【做法】附子另取汁，与其余各味以水煎服。

赤豆瓜皮玉米饮

【组成】玉米须、西瓜皮、赤小豆各60克。

【功效】利尿消肿。主治肾系疾病引起的水肿。

【做法】以上各味煎汤代茶。每日1剂，连服1～3个月，疗效佳。

黄芪稻根糯米饮

【组成】玉米须、黄芪、糯稻根各30克，炒糯米15克。

【功效】利水消肿，排毒降浊。治疗肾系疾病引起的蛋白尿。

【做法】以上各味以水煎服。每日1剂，连服3个月左右，多可收到良效。

赤小豆粥

【组成】赤小豆30克，粳米15克，白糖适量。

【功效】清热利湿，消肿利尿。可作为急性肾炎的辅助治疗。

【做法】先将赤小豆加水煮熟，然后加入粳米一同熬粥，待粥稠融时加入白糖调匀后食用。

青 鸭 粥

【组成】青头公鸭1只，粳米100克。

【功效】清热育阴，消肿利尿。主治急性肾炎，气阴受损，症见小便短赤，低热，口干，口渴等。

【做法】将鸭处死后去净毛与肚杂，用清水清洗干净后切成块状，再与粳米一同入水熬粥，待鸭肉熟后食之。

茅根赤豆粥

【组成】鲜茅根200克（干茅根50克），赤小豆、粳米各100克。

【功效】清热解毒，利水消肿。适用于急性肾炎水肿、小便不利等。

【做法】先将茅根洗净，加水适量，煎煮半小时，捞去药渣留汁，再与淘净的赤小豆与大米，继续煮成粥，待粥成时可不拘时间，分数顿在1日内食用。

葵 菜 粥

【组成】葵菜 200 克,葱白 3 寸,粳米 50 克,精盐、素油适量。

【功效】具有健脾胃、清热、行水的功效。适用于肺炎、肺热咳嗽、虚咳盗汗。小便少、尿道痛、便秘等病症,也可作为急慢性肾炎的辅助治疗。

【做法】先将葵菜去杂洗净切段,粳米淘洗干净;将锅烧热放油,油热下葱花煸香,放入葵菜煸炒,加入精盐炒至入味,出锅待用;在锅内加适量水,放入米煮至成粥,倒入炒好的葵菜,搅匀烧沸略煮即成。

五 皮 饮

【组成】陈皮 9 克,茯苓皮 24 克,生姜皮 6 克,桑白皮 9 克,大腹皮 9 克。

【功效】行气化湿,利水消肿,理气健脾。主治急慢性肾炎而属于皮水者。症见全身水肿,胸腹胀满,小便不利等。本方是一张治疗轻性水肿的良方。服用者忌生冷油腻食物。

【做法】先将以上各味研为细末,每次用 9 克,用水煎服。有人用五加皮代替桑白皮,也叫五皮饮,都能治疗因为脾虚不能行水,以致周身肌肤肿胀。

三 仁 汤

【组成】杏仁、半夏(制)各 15 克,飞滑石、薏苡仁各 18 克,白通草、白豆蔻仁、淡竹叶、厚朴各 6 克。

【功效】清利湿热,宣畅三焦,上下分消,疏理气机。原方主治湿温初起,邪在气分,或暑温挟湿,头痛身重。近代用此方治疗肾盂肾炎等。

【做法】以上各味水煎取汁,1 日 3 服。

决 水 汤

【组成】车前子 30 克,茯苓 60 克,王不留行 15 克,肉桂 1 克,赤小豆 9 克。

【功效】利水消肿。主治肾炎患者,水肿既久,遍身手足俱胀,面目亦浮,口不渴而皮毛出水,手按其肤如泥等。

【做法】以上各味水煎取汁,1 日 2 服。

羊 肾 丸

【组成】山茱萸、干姜、川巴戟、芍药、泽泻、北细辛、菟丝子(酒浸)、远志(去心)、桂心、黄耆石斛、干地黄、附子、当归、牡丹皮、蛇床子、甘草、苁蓉(酒浸)、人参各 60 克,菖蒲 30 克,防风 45 克,茯苓 15 克,公羊肾 2 对,葱、椒、酒各少许。

【功效】主治慢性肾炎患者,症因肾老虚寒,症见面肿黝黑,腰脊酸痛,肾虚耳聋,耳内虚鸣(耳鸣),睡眠不实,小便白浊等。

【做法】以上各味研为极细末后和匀,另将羊肾洗净后入水中,加葱椒酒共煮至烂为度,再将以上诸药末调和,共杵为丸,如梧桐子大。每服 30～50 丸。空腹时用淡盐水送服。

金锁玉关丸

【组成】芡实、龙骨、莲子肉、莲花蕊、藕节、白茯苓、茯神、淮山药各 60 克,金樱子(去毛刺后捣碎)1 000 克。

【功效】梦遗滑精,虚烦耳鸣。适用于慢性肾炎患者,持续蛋白尿,反复发作,久治不愈者。

【做法】先将捣碎后的金樱子入水中煮之,约 15 分钟后去渣留汁,再将余药各研为细末,倒入金樱子汁水,和匀后面糊为丸,如梧桐子大,每服 30～50 丸,早、晚各一次,温米汤送服。注意感冒忌服。

茯 菟 丸

【组成】茯苓 90 克,五味子(制)180 克,山药 180 克,菟丝子(炒)180 克,莲子 90 克。

【功效】镇心益肾,补虚养血,清利小便。主治慢性肾炎患者,肾脏虚损,真阳不固,溺有余沥,小便白浊等。

【做法】将以上 5 味研成细末后和匀,煮糊为丸,如梧桐子大。1 日 2 服,每服 30 丸。

猪肚丸 1 号

【组成】猪肚(先将猪肚入水中,与莲子 200 克同煮一天后取出,去皮心,焙干)1 具,大茴香、补骨脂、川楝子、母丁香各 30 克。

【功效】主治慢性肾炎患者,脾肾亏损,小便频数。

【做法】将以上各味研为极细末后和匀,炼蜜为丸,如梧桐子大。每服 30～50 丸,空腹时,白开水送下。

健脾益肾散

【组成】淮山药（生品）、芡实、薏苡仁、生黄芪各 500 克，玉米须 300 克，金樱子（干品，去毛刺）1 000 克。

【功效】健脾益肾，益气涩精。主治急慢性肾炎患者，尿检反复出现蛋白尿。

【做法】将以上各研为细末后和匀，每服 9 克，用白开水冲服。一日两次或遵医嘱。

水陆二仙丹

【组成】芡实末、金樱子各等份。

【功效】健脾固涩，益肾滋阴。主治急慢性肾炎患者，脾肾受损，长期出现蛋白尿者。

【做法】先将芡实连壳捣碎后晒干为末，再将金樱子去毛刺后捣碎，置锅中蒸至熟，用所蒸之汤水淋金樱子两三遍，取所淋的金樱子汁于文火上熬成稀膏状，与芡实粉调和为丸，如梧桐子大。每服 30 丸，淡盐汤送服。

【提示】"水陆"两字是指芡实生长在水中，而金樱子则长于山上，一在水而一在陆。方中芡实甘涩，能固肾涩精；金樱子酸涩，能固精缩尿。两药配伍，能使肾气得补，精关自固，从而遗精、遗尿、带下蠲除。虽然本方药仅二味，但配伍合法有制，用之于临床，其疗效一如仙方，故称之为"水陆二仙丹"。

鲤鱼羹

【组成】赤小豆 50 克，陈皮 10 克，花椒 2 克，草果 5 克，鲤鱼 1 条（约 300 克），大蒜头（捣泥）6～8 瓣，葱姜盐适量。

【功效】主治急慢性肾炎，症见脾虚水肿，按之没指者。

【做法】先将鲤鱼去鳞、鳃及内脏，洗净备用。将其余药物洗净塞入鱼腹，并放入姜、葱、蒜、盐少许，蒸熟，食鱼饮汤。

鲫鱼羹

【组成】大鲫鱼（活，约重 500 克）1 尾，大蒜 1 枚，胡椒、小椒、陈橘皮、缩砂仁、荜拨各 3 克，葱白数茎，食盐适量。

【功效】温脾化气，利水消肿。主治肾炎，症见脾虚失运，通身浮肿者。

【做法】先将鲫鱼去鳞、鳃及内脏，洗净备用。再将其余诸药物各研为极细末后纳入鱼腹之中,将鱼置于水中加热煮熟,最后加入葱白、食盐,略煮片刻后食鱼饮汤。

玉须益母饼

【组成】玉米须、益母草、生山药各等份。

【功效】可以作为急慢性肾炎长期蛋白尿的辅助治疗。

【做法】先将以上3味研为极细末后和匀,加水调匀后做成极薄小饼,再置锅中熔至焦黄色,不拘时食用。

黄 雌 鸡

【组成】黄雌鸡1只,草果6克,赤小豆30克。

【功效】利水消肿。主治慢性肾炎患者,脾肾亏虚,阳气不化,水液代谢失常,症见面目及四肢浮肿者。

【做法】将鸡处死后去净毛与肚杂,洗净后与草果、赤小豆一同入水中煮之,待鸡熟后食肉饮汤。

泌尿系统感染

泌尿系统感染属于中医"淋证"范畴,是指肾脏、肾盂、输尿管、膀胱以及尿道的细菌性感染所引起的炎症性病变。本病在临床上可分为急性与慢性两种。临床以小便频急,淋漓不尽,尿道涩痛,小腹拘急,痛引腰腹,为诸淋的征候特征。严重者则可见脓血尿。是小儿时期较为常见的疾病之一,以婴幼儿发病率为高,其中尤以女性患儿为多见。

中医学认为,泌尿系统感染的发病机制主要是因为感受湿热之邪,蕴结下焦,乃至膀胱气化失利之故。若湿热郁滞化火,损伤血络,则可导致血尿。若病变迁延不愈,又可导致脾肾两亏,从而演变为慢性泌尿系统感染。

该病的治疗早期当以清热利湿为大法,佐以养阴为用。若病变日久,迁延而为慢性感染,在治疗中则当注重于育阴清热,扶正祛邪为要。

蜂蜜大麦姜茶

【组成】大麦芽40克,生姜15克,蜂蜜15克。

【功效】利尿通淋。主治泌尿系统感染引起的小便淋痛。

【做法】大麦、生姜同煎取汁,兑入蜂蜜,温服。每日1次,连服1周。

八 正 散

【组成】车前子、瞿麦、扁蓄、滑石、山栀子仁、甘草(炙)、木通、大黄面裹煨，去面，切，焙，各500克入灯心。

【功效】清热泻火，利水通淋。主治小便浑赤，尿频尿急，溺时涩痛，淋漓不畅，甚则癃闭不通之证。

【做法】以上各味杵为散，每服6克，水1盏，入灯心草，煎至七分，去滓，温服，食后临卧。小儿量力少少与之。

车前土茯苓粥

【组成】车前子、车前草各50克，鲜土茯苓、粳米各100克。

【功效】清热解毒，通淋利尿。健脾筋骨、祛除风湿。适用于急性泌尿道感染等症。

【做法】先将车前子、车前草、土茯苓一同入水中煎煮，约15分钟去渣留汁，在入粳米熬粥，随意食用。

冬瓜豆豉粥

【组成】冬瓜(连皮)500克，淡豆豉、粳米各50克。

【功效】清热祛暑，通淋利尿。主治外感暑湿之邪，膀胱气化失利，乃至小便短涩，溺道灼痛。

【做法】先将冬瓜洗净后切成片状，再与豆豉、粳米一同入水中熬粥，随意食用。

【提示】豆豉，又名淡豆豉，是用豆科植物黄豆或黑豆做原料，经过蒸煮，冷却后加入曲菌发酵，盐渍，最后晒干而成，按加盐或不加盐分为咸、淡二种。豆豉醇香、味美、可口，也是治病的良材。

青小豆粥

【组成】青小豆50克，小麦50克，通草5克。

【功效】清热除湿，利水通淋。适用于急慢性泌尿道感染，下焦湿热，小便短涩，淋漓而下者。

【做法】先用水煮通草，去渣留汁，再加入青豆、小麦煮成粥，随意服食。

薏苡仁粥

【组成】生薏苡仁 150 克,粳米 50 克。

【功效】淡渗利湿。主治泌尿道感染,小便淋涩者。

【做法】先将薏苡仁入水中煮烂,再入粳米一同熬粥至稠融,不拘时食用。

四 汁 饮

【组成】葡萄汁、生藕汁、生地黄汁、白蜂蜜各 300 毫升。

【功效】清热通淋。主治急慢性泌尿道感染,小便短赤,溺时不利者。

【做法】将以上四汁一同对合后和匀,再用文火熬沸,不拘时饮之。

南天竺饮

【组成】南天竺草(即生瞿麦)1 把(拇指大,锉),山栀子 30 枚(去皮),生姜 1 块(拇指大),大枣(去核)5 枚,甘草(炙)15 克,灯心草 1 把(如小指大)。

【功效】主治泌尿道感染而见血尿者。

【做法】以上 6 味各研为细末,用水 250 毫升,煮至 120 毫升,去滓留汁,口服。

瞿 麦 饮

【组成】瞿麦(用穗)45 克,黄芩(去黑心)、鸡苏各 30 克,当归(切,焙)23 克,木通(锉)45 克,白茯苓(去黑皮)、芍药、滑石(研)各 23 克。

【功效】主治气淋。膀胱热结,小便不通。

【做法】将以上 8 味,捣为粗末,过筛。每服 9 克,用水 300 毫升,煎至 200 毫升,去滓留汁,温服,不拘时。

金 黄 散

【组成】槐花(净,炒)、郁金(湿纸包,火煨)各 30 克,淡豆豉适量(约 50 克)。

【功效】通淋止血。主治泌尿道感染而见血尿者。

【做法】先将槐花与郁金各研为粗末后和匀,每用 6 克,与豆豉一同入水中煎煮取汁,不拘时饮之。

桃 花 散

【组成】桃花 30 克,葵子 30 克,滑石 30 克,槟榔 30 克。

【功效】利水通便。主治湿热下注,膀胱气滞血涩,小便灼痛。

【做法】以上各味捣为散。空腹时以葱白汤调下6克。

滑石白鱼散

【组成】滑石、乱发(烧存性)、白鱼各15克。

【功效】主治泌尿但感染,小便不利,或有血尿者。

【做法】以上3味各研为细末后和匀,每服1.5克,用米汤送服,1日3次。

车前马齿苋散

【组成】鲜马齿苋、车前草、车前子各等份。

【功效】清热解毒,通淋利尿。主治下焦湿热,小便短赤,尿道灼痛,恶寒、发热、口干口渴。

【做法】将以上3味洗净,一同放入锅中,加水适量,武火烧沸,煎煮20分钟。以纱布过滤取汁,不拘时饮之。

【提示】马齿苋别名马苋、酸苋、马齿菜,为马齿苋科一年生草本植物马齿苋的幼嫩茎叶或全草。全国大部分地区均有分布,夏、秋采收采集嫩茎叶,除去杂质后用,或以沸水烫后晒干用。马齿苋对痢疾杆菌、大肠杆菌和金黄色葡萄球菌等多种细菌都有较强抑制作用,有"天然抗生素"的美誉。夏秋之季,用它治疗的病症有:肠炎、痢疾、尿血、尿道炎、湿疹、皮炎、赤白带下,各种痈肿、疮疖、乳痛、痔疮出血、毒蛇咬伤以及肺结核等。

导 赤 散

【组成】茯苓、猪苓、泽泻、桂枝、白术、甘草、滑石、山栀各等份。

【功效】主治下焦蓄热,小便不利,小腹胀满,或见小便短赤,口渴者。

【做法】先将以上8味各言为极细末后和匀备用,再以水200毫升煎生姜、灯心草,去渣留汁,加食盐少许,调以上药末饮之。

扁桃体炎

扁桃体炎是小儿常见的咽喉疾病,中医称之为"乳蛾"。临床以咽喉两侧赤肿疼痛、吞咽不利为主要特征。症见两侧或单侧扁桃体充血肿大,或表面有淡黄色或白色脓点。严重时则有红肿扩散至四周,感染化脓,自觉喉部疼痛,吞咽时加重,并伴有发热、恶寒、头痛、颈项转侧不利等。该病一年四季皆可发病,尤以冬春气候骤变时较多。外感风邪热毒起病发为风热乳蛾(急性扁桃体炎),因多次发作或治疗不彻底而成虚火乳蛾、石蛾(慢性扁桃体炎)。乳蛾虽为局部病变,但经常可引起全身较为严重的并发症,如肺炎、风湿性关节炎、肾炎水肿等。因此,必需及时治疗。

本病多系内有痰热,外夹风火所致。治疗上以"清、消、补"为治疗大法。发病急骤者,多为实证、热证,宜清咽散火、利咽消肿为主,若局部感染化脓,则当清热泻火,解毒防腐为用。病程迁延或反复发作者,多为虚证或虚实夹杂证,宜滋养肺肾,清利咽喉;健脾和胃,祛湿利咽;活血化瘀,祛痰利咽。

疏风清热汤

【组成】荆芥 12 克,防风 12 克,金银花 15 克,连翘 15 克,黄芩 10 克,赤芍 10 克,玄参 18 克,浙贝母 15 克,天花粉 15 克,桑白皮 10 克,桔梗 10 克,牛蒡子 12 克,甘草 6 克。

【功效】疏风清热,消肿利咽。主治邪风热侵袭引起的咽部疼痛,喉核红肿,伴发热、恶寒、头痛、鼻塞。

【做法】以上各味用水煎服。

清咽利膈汤

【组成】黄连 10 克,荆芥 10 克,薄荷 6 克,桔梗 12 克,玄参 15 克,牛蒡子 12 克,生大黄 10 克,玄明粉 10 克,甘草 6 克。

【功效】泄热解毒,利咽消肿。主治肺胃蕴热引起的咽喉剧痛,痛连及耳根、颌下,吞咽困难,喉核红肿较甚,高热烦渴,便秘溲赤。

【做法】以上各味用水煎服。

百合固金汤

【组成】熟地、生地、当归身各 9 克,白芍、甘草各 3 克,桔梗、元参各 2.4 克,贝母、麦冬、百合各 1.5 克。

【功效】滋养肺肾,清利咽喉。主治肺肾阴虚引起的咽部干燥灼热,异物感、疼痛不盛,吭喀不利,午后症状加重。

【做法】以上各味用水煎服。

会厌逐瘀汤

【组成】桃仁 15 克（炒），红花 15 克，甘草 9 克，桔梗 9 克，生地黄 12 克，当归 6 克，玄参 3 克，柴胡 3 克，枳壳 6 克，赤芍 6 克。

【功效】活血化瘀，祛痰利咽。主治痰瘀互结引起的咽干不适，咽部异物感，吞咽不利，或咽部刺痛，痰涎黏稠量多，不易咯出，喉核肿痛反复发作，迁延不愈。

【做法】以上各味用水煎服。

橄榄银花汁

【组成】金银花 10 克，薄荷 5 克，橄榄 5 颗。

【功效】疏风清热，消炎止痛。主治感冒伴咽喉红肿发炎、疼痛。

【做法】金银花及橄榄加 600 毫升水煮沸后，再放薄荷，转小火煮 5 分钟，去渣后饮用。

罗汉果鱼腥草茶

【组成】罗汉果 2 只，鱼腥草 30 克（干品减半）。

【功效】清热、解毒、利咽。主治咽痛失音者。

【做法】将鱼腥草洗净，放锅内，加水 400 毫升，煮取 300 毫升，趁沸冲焗罗汉果约 15 分钟，滤去渣滓。每日 1 剂，随意饮服，疗程不限。

萝卜绞股蓝茶

【组成】白萝卜 300 克，鲜绞股蓝 25 克（干品减半），白糖 20 克。

【功效】消炎、解毒、利咽。用于咽喉炎、扁桃体炎。

【做法】萝卜连皮洗净，切碎捣烂如泥，绞取原汁；绞股蓝放锅内，加水适量，煎煮，去渣留液与萝卜汁混合，冲入白糖调化。多次少量，慢慢含咽。每日 1 剂，连服 5～7 剂，2 周岁以下小儿酌减。

冰糖苋菜汁

【组成】鲜苋菜 200～300 克，冰糖 24 克。

【功效】清热解毒，养阴生津。用于扁桃体炎，伴有口干口渴。

【做法】将新鲜苋菜洗净晾干后捣烂，绞取原汁，冲入冰糖，置锅内隔水蒸熟。1 次饮完。每日 1～2 次,连服 5～7 天。

冰糖丝瓜汁

【做法】丝瓜 200 克,冰糖 30 克。

【功效】生津止渴,润燥止痰。辅助治疗扁桃体炎。

【做法】将鲜嫩丝瓜洗净,切成小段,入冰糖共放锅内隔水蒸烂。连瓜带汁 1 次饮完。每日 1 次,疗程不限。2 周岁以下小儿弃瓜饮汁。

鸡内金川贝饮

【组成】鸡内金粉、川贝末各等量。

【功效】除烦止渴,清热化痰。适用于喉痹、乳蛾。

【做法】将以上 2 味混合,瓶装备用。1～2 周岁小儿每次 5 克,3～5 周岁者每次 7 克,6 周岁以上者每次 10 克,用凉开水冲服。每日 2～3 次,连服 7～10 天。

桔梗甘草饮

【组成】鸡蛋 1 枚,桔梗 10 克,甘草 5 克。

【功效】润肺利咽,化痰止咳。适用于急性扁桃体炎伴有咳嗽咯痰。

【做法】先将桔梗、甘草共放锅内,加水 300 毫升,煎取 150 毫升,然后滤去渣滓,取出候凉,入鸡蛋清搅拌。1 次饮完。每日 1～2 次,连服 5～7 天。2 周岁以下小儿减半。

金线风绿豆汤

【组成】绿豆 30 克,金线风 15 克。

【功效】清热解毒,消肿止痛。适用于急性扁桃体炎。

【做法】金线风全草均可使用,洗净后切碎,加水适量,与绿豆共煮半小时,滤去渣滓。分多次慢慢含咽。每日 1 剂,疗程不限。

牛蒡子海藻汤

【组成】牛蒡子 6 克,昆布 6 克,海藻 9 克。

【功效】利咽散肿,消炎退热。辅助治疗扁桃体炎。

【做法】以上各味以水煎服,每日 1 剂。

葛根虎杖荆芥汤

【组成】葛根6克,虎杖10克,荆芥穗6克,昆布3克。

【功效】解肌退热,利咽消肿。用于急性扁桃体炎,咽痛剧烈,伴有咯痰。

【做法】以上各味用水煎,调蜂蜜冲服,每日数次。

生地玄参连翘汤

【组成】生地黄、玄参各9克,连翘6克。

【功效】清热凉血,泻火利咽。适用于咽干不适,咽部异物感,吞咽不利。喉核肿痛反复发作,迁延不愈。

【做法】以上各味用水煎,分2次服,每日1剂。

豆根射干栀子汤

【组成】山豆根、射干、栀子各9克。

【功效】清热解毒,消痰,利咽。用于热毒痰火郁结引起的咽喉肿痛。

【做法】以上各味用水煎服,每日1剂。

蒲公英粥

【组成】蒲公英40克,粳米100克。

【功效】清热解毒、消肿散结。对于化脓性扁桃体炎有一定的效果。

【做法】将蒲公英洗净,切碎,煎取药汁,去渣,入粳米同煮为稀粥。本粥以稀薄为好,3～5天为1疗程,每日分2～3次稍温服食。

鸭跖薄荷汁

【组成】鸭跖草120克,鲜薄荷60克。

【功效】清热解毒,消肿利咽。用于急性扁桃体炎。

【做法】将以上2味捣烂,绞取汁液,每次服30毫升,可用凉开水适量兑匀,频频含咽。

青龙白虎汤

【组成】鲜青果15克,鲜萝卜250克。

【功效】生津,润喉,利咽。用于悬痈肿痛,咽喉不利

【做法】将鲜青果和鲜萝卜切碎切片,加水煎汤服。

余甘甘桔汤

【组成】余甘子 15 克,桔梗 10 克,玄参 12 克,甘草 6 克。

【功效】生津止咳,清热解毒。

【做法】鲜青果和鲜萝卜水煎取汁,频频饮之。

天门冬粳米粥

【组成】天门冬 15~20 克,粳米 513~100 克,冰糖少许。

【功效】养阴生津,润肺清心。适用于肾阴不足,阴虚内热之慢性扁桃体炎者。

【做法】先煎天门冬取浓汁,去渣。入粳米煮粥,沸后加入冰糖适量,再煮成粥。

川贝炖鸭肉

【组成】川贝 10 克,母鸭胸脯肉 120 克。

【功效】清热润肺,化痰止咳。适用于燥咳无痰,咽喉不适的扁桃体炎。

【做法】将鸭肉清炖至八成熟时,入贝母,食盐少许,再炖至熟,饮汤食肉,日1次。

车前草汁

【组成】新鲜车前草(干品 1 000 克)2 500 克。

【功效】清热解毒,泻火利咽。主治急性扁桃体炎。

【做法】先将车前草洗干净,再加水 15 000 毫升,用火煎煮 2 次,去渣留汁,继续浓缩至 5 000 毫升高温消毒后备用。每服 100 毫升,1 日 3 次,连续服 5 天为 1 个疗程。

开 关 散

【组成】白僵蚕(去嘴、丝,炒)、枯矾各等份。

【功效】主治扁桃体炎,气息不通者。

【做法】先将以上 2 味各研为极细末后和匀,每用 9 克,生姜汁与蜂蜜水调下。

山 芝 麻

【组成】山芝麻、土牛膝、玄参(均用鲜品)各 30 克。

【功效】通治一切急、慢性扁桃体炎。

【做法】以上各味一同入水中煎煮取汁,1 日 1 剂,分 3 次温服,或冷后顿服。

小儿汗证

早在《黄帝内经》即对汗的生理及病理有了一定的认识,明确指出汗液是人体津液的一种,并与血液有密切关系,所谓血汗同源。故血液耗伤的人,不可再发其汗。出汗多可分生理性与病理性多汗两种。生理性的出汗与气温高低及衣着厚薄有密切关系。如《灵枢·五癃津液别》说:"天暑衣厚则腠理开,故汗出,……天寒则腠理闭,气湿不行,水下留于膀胱,则为尿与气。"在出汗异常的病证方面,谈到了多汗、寝汗、灌汗、绝汗等。《金匮要略·水气病脉证并治》首先记载了盗汗的名称,并认为由虚劳所致者较多。《三因极一病证方论·自汗论治》对自汗、盗汗作了鉴别:"无论昏醒,浸浸自出者,名曰自汗;或睡着汗出,即名盗汗,或云寝汗。若其饮食劳役,负重涉远,登顿疾走,因动汗出,非自汗也。"简而言之,一般以入睡中汗出称为"盗汗",白日无故汗出称之为"自汗"。金代名医朱丹溪对自汗、盗汗的病理属性作了概括。他认为自汗属气虚、血虚、湿、阳虚、痰;盗汗属血虚、阴虚。《景岳全书·汗证》对汗证作了系统的整理,认为一般情况下自汗属阳虚,盗汗属阴虚。所以《临证指南医案·汗》谓:"阳虚自汗,治宜补气以卫外;阴虚盗汗,治当补阴以营内。但要注意'自汗盗汗亦各有阴阳之证,不得谓自汗必属阳虚,盗汗必属阴虚也'。"一般来说,盗汗多因先天不足,阴阳失调之故。自汗多由后天表虚不固,营卫不和,或因脾胃中积热之故。

小儿汗证的治疗首先要辨明阴阳气血之虚损,从而分别采取益气固表、养阴清热等不同方法。在采取上述治疗的同时,切忌辛散攻伐,以防正气更为受伤,汗出愈甚。

小 麦 粥

【组成】陈小麦(去皮掏净)50 克。

【功效】小麦有养心、益肾、除热、止虚汗的功效。适用于小儿心气不足,心慌,心悸,气短,以及自汗不止,口渴,倦怠乏力等。

【做法】将陈小麦加水按常法熬粥，粥成后当早餐食用。也可以将陈小麦加水，先用大火煮 8 分钟，等小麦熟后，捞出小麦取汁，再加入粳米、大枣同煮，大火熬至软烂即可。

黑豆小米粥

【组成】小米 150 克，黑豆适量。

【功效】黑豆味甘、性平，有补肾强身、活血利水、解毒、滋阴明目的功效。小米味甘咸，有清热解渴、健胃除湿、和胃安眠等功效。煮粥食，益丹田，补虚损，开肠胃。

【做法】黑豆洗净泡 1 小时。放电饭锅中加水煮开至黑豆 8 成熟。小米淘洗干净加入黑豆中。继续煮开，停 10 分钟，再煮开，关火焖 10 分钟。盛入碗中即可食用。

黑豆小麦粥

【组成】黑豆 15 克，小麦各 50 克。

【功效】祛风敛汗。适用于小儿阴虚盗汗。黑大豆性味甘、平。中医认为有活血、利水、祛风、解毒功效。小麦性味甘，凉。有养心益脾、除烦止渴、利小便功效。小麦与黑豆相配，补肾作用更佳。

【做法】以上 2 味一同用水熬粥食之。

山萸肉粥

【组成】山萸肉 15 克，粳米 100 克，白砂糖适量。

【功效】山萸肉味酸，性涩，微温，为滋补肝肾的良药。本方主治小儿脾肾亏虚，遗尿，小便频数，以及虚汗不止等，尤其对肝肾不足、发育迟缓、体弱多病、虚汗常出的患儿有一定辅助治疗作用。

【做法】先将山萸肉入水中煎煮，约 15 分钟后去渣留汁，再加入粳米于汁中熬粥，等粥成后加白糖调匀，当早餐食用。

红枣黑豆黄芪粥

【组成】黄芪 50 克，黑豆 20 克，红枣 5~7 枚，粳米 100 克，白糖适量。

【功效】健脾益气，固表止汗。主治小儿阳虚（气虚）自汗。

【做法】黄芪入水煮，约 15 分钟后去渣留汁，再将黑豆、红枣、粳米同入汁中熬粥，待粥成后加白糖调匀。当早餐或晚餐食。

二 甘 汤

【组成】生甘草、甘草(炙)、五味子、乌梅各等分,生姜2片,大枣2枚。

【功效】主治胃中有热,每于食后则汗出如雨者。

【做法】先将前4味各研为细末后和匀,每用15克,加生姜、大枣在水中共煎之,去渣留汁,1日2次。

人参健中汤

【组成】甘草(炙)6克,桂枝12克,生姜8克,大枣8枚,芍药24克,饴糖80克,人参4克。

【功效】主治虚劳自汗,以及大病后,身体虚弱,汗出不止者。平时经常呕吐者忌用。

【做法】以上6味,用水1800毫升,煮取800毫升,去渣留汁,再在汁中加入饴糖,文火稍煎即可。每次温服200毫升,1日2次。

资 成 汤

【组成】人参、白芍、扁豆、山药、茯神各6克,丹参2.4克,橘红2克,甘草1.5克,莲子肉4.5克,檀香1克,猪肚(酒洗净)1具。

【功效】主治脾肾不足,阴虚盗汗。方中用人参大补元气,猪肚大健脾胃,茯神、丹参滋养心阴,扁豆、山药培补脾元,白芍缓肝,甘草补土,佐以莲肉合丹参而交通心肾,加以檀香佐陈皮而芳香醒脾。合而用之,则脾胃之气上行心肺,下通肝肾,既滋心阴,又理脾元。

【做法】先将以上各味研为细末后和匀,纳入猪肚中,再用水煮熟后捞出,洗去猪肚内的药末不用,食猪肚并喝汤。

止汗散1号

【组成】牡蛎(煅)20克,白术30克,白芷10克,甘草9克,防风15克。

【功效】主治诸虚不足,汗出不止。

【做法】以上5味研为细末,每服6克,温水调下,不拘时服。

止汗散2号

【组成】牡蛎(煅)、小麦麸(炒)各等份。猪肉适量。

【功效】主治小儿先天不足,体虚多汗。

【做法】先将前2味共研为细末,每用6克,再将猪肉入水中煮熟,用猪肉汤调服细末服用。1日2次。

【做法】先将前2味共研为细末,每用6克,再将猪肉入水中煮熟,用猪肉汤调服细末服用。1日2次。

生地黄鸡汤

【组成】生地黄150克,乌鸡1只,饴糖100克。

【功效】强筋骨,益精髓,止盗汗。主治肾虚腰痛,不能久立,以及乏力少气,身重盗汗,饮食减少等症。

【做法】先将乌鸡处死后去净毛与肚杂,入水中清洗干净,再将生地黄切成细丝与饴糖拌匀,一同放入鸡腹内,用线将鸡腹缝固,放入锅内蒸熟即可。不加五味佐料,单食鸡肉。

团 参 散

【组成】人参、当归各等分,猪心1个。

【功效】主治小儿心虚血热,自汗,盗汗,以及大惊卒恐(突然惊吓)。

【做法】先将前2味共研为极细末,再将猪心切成3片,每次用药末3克,猪心1片,入水中煎汤饮之。

油煎泥鳅

【组成】泥鳅150克。

【功效】泥鳅性平、味甘,具有补虚,暖脾胃,祛湿,疗痔,壮阳,止虚汗之功效。主治小儿自汗、盗汗。

【做法】先将泥鳅用热水洗去黏液,再剖腹去净内脏,然后将泥鳅入油锅煎之焦黄色,加水1碗半,煮至大半碗,取汤饮之。1日1次,连服3天。

牡蛎五倍子粉

【组成】牡蛎、五倍子各等份。

【功效】五倍子味酸,涩,性寒。归肺、大肠、肾经。牡蛎有收敛之功。可敛汗止汗。主治肺虚久咳,自汗盗汗。

【做法】将以上2味各研为极细末后和匀,撒布于出汗部位。

黄芪红枣汤

【组成】黄芪 15 克,红枣 20 枚。

【功效】补气固表,调和营卫,益气养阴止汗。对气虚卫表不固之汗症效好。

【做法】加水适量,文火煎煮 1 小时,每日 1 剂,分 2～3 次服食,连服 10 天。

黄芪猪瘦肉汤

【组成】黄芪 15 克,猪瘦肉 50 克。

【功效】对表虚自汗效佳。

【做法】加清水适量,煲 1 小时,食肉饮汤,连服 5 次。

黑豆圆肉大枣汤

【组成】黑豆 30 克,桂圆肉 10 克,红枣 30 克。

【功效】对表虚自汗及营卫不调之汗症均有效。

【做法】将以上 3 味洗净放砂锅内,加水适量,用慢火煲 1 小时左右,1 天内分 2 次服完,连服 15 天为 1 个疗程。

浮小麦羊肚汤

【组成】浮小麦 30 克,装干净小布袋内,羊肚 50 克

【功效】有健脾止汗作用。对虚汗均有效。

【做法】将浮小麦洗净后装干净小布袋内,羊肚洗净后切块,加水适量,慢火煮至烂熟,捞去布袋,调味,食羊肚饮汤,1 天内分数次吃完。连用 5～10 天,

冬虫草炖老鸭

【组成】老雄鸭 1 只,冬虫草 10 克。

【功效】对自汗盗汗,身体虚弱者有效。

【做法】将老雄鸭去毛和内脏,洗净,将冬虫草放鸭腹内,加清水适量,用瓦盅沸水炖 1 小时,调味后分数次食之。

炒豆腐皮

【组成】豆腐皮 1 张,葱数茎。

【功效】常食有养胃敛汗之功,对虚汗有效。

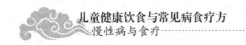

【做法】将豆腐皮洗净,以温水泡发后切丝。用适量素油,将葱煸香后加入豆腐皮煸炒,调味即成。每天1次,不限疗程。

小儿血证

小儿血证泛指一切临床出血证候。包括小儿咳血、咯血、便血,以及牙宣出血、鼻出血等。以上诸症,人多因为小儿脏腑蕴热或因过食辛燥之物,以及小儿阴虚血热,迫血外溢而致。古代名医李东垣说过,衄血出于肺;咯唾血者出于肾;痰涎血者出于脾;呕血出于胃。

小儿出血证的治疗,原则上是以滋阴清热,凉血止血为用。然而,出血仅仅为临床证候之一,故此,在采取措施后,虽然出血见止,仍应根据不同病因,采取进一步的治疗措施。

糯米阿胶粥

【组成】阿胶20~30克,糯米100克,红糖15克。

【功效】滋阴补虚,养血止血补血。主治阴虚血虚,久咳咯血,吐血,衄血或大便见血。

【做法】先将糯米洗净,入锅加清水煮粥,待粥将成时,再加入捣碎的阿胶细末,边煮边搅均匀,加红糖服食。空腹时食用,3~4日为1个疗程。

三 鲜 饮

【组成】鲜茅根、鲜藕各120克,鲜小蓟根60克。

【功效】主治阴虚劳热,痰中带血。

【做法】水煎取汁,待凉饮之。

【做法】大、小蓟皆能清血分之热,以止血热之妄行,而小蓟尤胜。凡因血热妄行之证,单用鲜小蓟根数两煎汤,或榨取其自然汁,开水冲服,均有捷效,诚良药也。小蓟茎中生虫,即结疙瘩如小枣。若取其鲜者十余枚捣烂,开水冲服,治吐衄之因热者甚效。

松 烟 饮

【组成】上号京墨(研为细末)3~6克,生地黄30~60克,鸡蛋(取蛋清)2枚。

【功效】治热病,鼻出血如泉不止。

【做法】先将生地黄入水中煎煮取汁,再将陈京墨与鸡蛋清兑入,调和混匀。冷服。

藕汁茯苓饮

【组成】茯苓、蒲黄(炒黑)各等份,生藕汁、小蓟根汁、生地黄汁各适量。

【功效】清热,利瘀血。主治脏腑蓄热而导致的出血症。

【做法】先将前 2 味共研为极细末,再将后 3 味对合,加入药末调匀。每服 6 克,顿服。

天门冬汤

【组成】天门冬 15~20 克,粳米 50~100 克,冰糖少许。

【功效】主治肺阴不足,干咳,少痰或无痰,或痰中见血者。

【做法】先将天门冬与粳米一同入水中煎煮片刻,去渣留汁再加冰糖调融,顿服。

五 神 汤

【组成】生藕汁、小蓟汁、生地黄各 150 毫升,生姜汁 40 毫升,蜂蜜 80 克,炒面 5 克。

【功效】主治热毒上攻,吐血不止。

【做法】先将前 5 味对合调匀,置火上煎煮后,再煮片刻,每次用 40 毫升,调面而食之。

中和理阴汤

【组成】人参、山药、白扁豆各 3 克,莲子肉 6 克,燕窝 15 克,老米 9 克。

【功效】补气健脾,滋阴养肺。主治中气虚弱,脾胃大亏,饮食短少,咯痰失血,以及泄泻腹胀痛者。

【做法】水煎取汁,每日 1 剂,分 2 次服用。

【提示】肺有火者,以沙参易人参;阴虚火泛者,加海参 9~15 克;痰多,加橘红、半夏曲;嗽不止,加杷叶、冬花;热盛者,加丹皮、地骨皮。

补络补管汤

【组成】生龙骨(捣细)30 克、生牡蛎(捣细)、净萸肉(去净核)各 50 克,三七粉(研为细末)6 克。

【功效】主治治咳血、吐血,久不愈者。服之血犹不止者,可加赭石细末15～18克。

【做法】先将前3味同入水中煎煮,去渣留汁。调入三七粉服之。

茅 花 汤

【组成】茅花一大把

【功效】主治伤寒鼻出血不止。

【做法】茅花以水800毫升,煮取300毫升,分3次服,即愈。如无茅花,取茅根代之亦可。

增补茅花汤

【组成】茅花、灯心草、麦冬各等份,藕节汁、侧柏叶汁、茅根汁、生姜汁、生蜂蜜各少许,五苓散3～6克。

【功效】清热、解暑、止血。主治中暑吐血。

【做法】先将前3味一同入水中煎煮片刻,去渣留汁,再将四汁与蜂蜜对合,然后将五苓散调匀食之。

十 灰 散

【组成】大蓟、小蓟、荷叶、侧柏、叶茅根、茜根、山栀、大黄、牡丹皮、棕榈皮各9克。

【功效】凉血止血。主治血热妄行而致的吐血、咯血、嗽血、衄血等。

【做法】先将上各味各烧灰存性,再研为极细末后和匀,用纸包裹后,再用碗盖住于地上一夕,令其出尽火毒。用时先将白藕捣汁或萝卜汁磨京墨半碗,每次调服15克,食后服下。

白扁豆散

【组成】白扁豆、生姜各15克,枇杷叶、半夏、人参、白术各0.5克,白茅根1.5克,槟榔(研末)3克。

【功效】主治久咳咯血,以及肺痿,咳吐血沫,胸膈闷满,饮食减少等症。

【做法】先将除槟榔外的其余各味研为粗末,再入水中煎煮片刻,去渣留汁,然后将槟榔末调入,分4次喝完。

阿 胶 散

【组成】阿胶35克(麸炒),牛蒡子(炒香)、甘草(炙)各7.5克,马兜铃(焙)15克,杏仁(去皮,尖,炒)7枚,糯米(炒)30克。

【功效】养阴清肺,宁咳止血。主治小儿肺虚有火,咳嗽气喘,咽喉干燥,咯痰不爽,或痰中带血,舌红少苔,脉浮细数。

【做法】先将以上6味研为粗末,后和匀,每次用3～6克,用水150毫升,煎至90毫升,去渣留汁,食后温服。

【提示】方中重用阿胶滋阴养血为君,糯米、甘草健脾益气,培土生金为臣;马兜铃、牛蒡子清热降气,利膈化痰为佐;杏仁润肺化痰,止咳平喘为使。诸药合用,共奏养阴清肺,止咳平喘之效。

米 莲 散

【组成】糯米15克,莲子心10枚。

【功效】清心止血,适用于小儿精神抑郁,劳心吐血者。

【做法】将以上2味研为极细末,白开水送服。或以墨汁和药末为丸,白开水送服。

五 汁 膏

【组成】天冬、麦冬、生地各6克,贝母3克,丹皮3克,茯苓2克,阿胶3克,薄荷6克,犀角、羚羊各1.5克,犁汁100毫升,藕汁100毫升,莱菔汁100毫升,人乳100毫升,甘蔗汁50毫升,蜂蜜60克。

【功效】养阴,清热,止血。主治阴虚体质,虚火上炎,痨病出血。

【做法】先将前10味一同入水中煎煮,去渣留汁,再将五汁兑入,文火再熬,然后加入蜂蜜,置锅内隔水炖半日后其膏即成。每日2次,每次1匙。

白 凤 膏

【组成】黑嘴白鸭1只,大京枣1 000克,参苓平胃散500克,陈煮酒1大瓶。

【功效】补髓生津,和血顺气。主治一切劳证,形体虚惫,咳嗽吐痰,咯血发热,日晡潮热,肌肉消瘦,气衰言微者。

【做法】先将鸭扎缚其脚,根据患儿的酒量取酒烫温,将刀于鸭项上割开,沥血于酒内,搅匀,一气饮之。再将鸭干拔去毛,就胁下开一孔,取出肠杂,以纸拭干,将枣子去核,每枚枣内填上参苓平胃散末,然后将大枣填满鸭肚中,用麻扎定。取砂锅 1 个,放鸭在内,四遭炭火慢煨,1 瓶煮酒作 3 次添入,直至熬酒干为度,取起食鸭,药枣阴干,随意食用,用人参汤送服。

枇杷加藕节膏

【组成】新鲜枇杷叶(干品用量减半)56 片,大梨(去皮、核)2 个,白蜂蜜(先熬至滴水成珠为度,若大便溏薄者则以白糖代之)50 克,大枣 250 克,莲子肉 120 克,藕节 21 个。

【功效】清肺润燥,止咳化痰。主治劳伤虚损,吐血、咳嗽、发热,身体瘦弱,四肢酸软,腰背疼痛,不思饮食。

【做法】先把枇杷叶入水中煎煮片刻,去渣留汁,再将梨、枣、蜂蜜连同藕节一同入前汁中煮之,至莲子肉酥烂为度,随意温热服。

青 金 丹

【组成】杏仁(去皮、尖)、牡蛎(煅取粉、入杏仁同炒至黄色,去牡蛎粉不用)、青黛各 30 克,柿子 1 个。

【功效】主治肺虚,咳嗽喘满,咯痰带血等。

【做法】先将杏仁、青黛各研为极细末后和匀,再取黄蜡 30 克,融化后和以上药末为丸,如弹子大小,压扁如饼状。然后将柿子去核,将药饼纳入柿子中,外用湿纸包裹后煨,药融后取出,去火毒后咀嚼,或用糯米汤送下。

止血奇方

【组成】石榴皮(研末)适量,荔枝、五倍子(研末)、艾叶、茄蒂(烧灰存性)各适量。

【功效】主治大便出血。

【做法】若症见大便之前下血者用荔枝煎汤送服石榴皮末 3 克,若症见大便后下血则用艾叶煎汤送服五倍子末 3 克,若症见大便夹血则用米汤调服茄蒂末 3 克。

得 效 方

【组成】柿饼 10 个(其中 5 个烧灰存性),槐花(炒)30 克,乌梅 30 克。

【功效】主治大便下血,以及痔疮脏毒下血等症。

【做法】将以上 3 味一同置锅内蒸熟,捣烂为丸,如弹子大小(约 20 丸),每次 2 丸,白开水送服。

五 阴 煎

【组成】熟地黄 15～30 克,白扁豆(炒)6～9 克,甘草(蜜炙)、白术(炒)各 6 克,白茯苓 4.5 克,芍药(炒黄)、淮山药(炒)各 6 克,五味子 20 粒,人参适量,莲子肉(去心)20 粒。

【功效】主治真阴亏损,脾虚失血,或见溏泄未甚者。

【做法】以上各味水煎取汁,1 日 2 次服用。

遗尿

遗尿症俗称尿床,通常指小儿在熟睡时不自主地排尿。一般至 4 岁时仅 20% 有遗尿,10 岁时 5% 有遗尿,有少数患者遗尿症状持续到成年期。没有明显尿路或神经系统器质性病变者称为原发性遗尿,约占 70%～80%。继发于下尿路梗阻、膀胱炎、神经原性膀胱(神经病变引起的排尿功能障碍)等疾患者称为继发性遗尿。患儿除夜间尿床外,日间常有尿频、尿急或排尿困难、尿流细等症状。

中医学认为,小儿遗尿大多因为先天不足,肾气未充,以及下元虚寒,或因脾虚肺弱,水湿下溢,以及因为不良习惯所导致。该病如果久治不愈,则会随着患儿年龄的增长,往往表现出精神抑郁,面色㿠白,身体虚弱,对小儿的健康与发育均可造成不良的影响。

小儿遗尿的治疗主要侧重于益肾补肾,以提高膀胱的制约能力。除此以外,在药物治疗的同时,家长应积极配合,努力养成小儿良好的生活习惯。

荔枝鸡肠汤

【组成】干荔枝肉 15 枚,雄鸡肠 1 具,生姜 3 克,葱白 3 克。

【功效】暖脾固肾,缩尿止遗。主治小儿遗尿。

【做法】将肠子洗净,翻洗后切成几段,入锅中以清水煎煮,至半熟加入荔枝、姜、葱,继续煮至鸡肠熟透即成。每日分 2 次服。

韭菜子饼

【组成】韭菜子(研末)10 克,面粉 60 克。

【功效】温肾止遗。主治小儿先天不足而导致的遗尿。

【做法】上物加水和面成团,烙成小饼。

甲鱼肉桂汤

【组成】甲鱼(250 克左右)1 只,肉桂 3~6 克。

【功效】阴阳并调,益肾止遗。主治小儿遗尿。

【做法】甲鱼和肉桂隔水蒸熟,加盐调味口服。可服 2~3 只。

羊膀胱炖白果

【组成】羊膀胱 1 个,白果 10 粒,菟丝子(包煎)9 克。

【功效】温肾止遗。主治小儿遗尿、淋漓不尽。

【做法】将羊肉洗净、切块,与白果、菟丝子(用纱布包好)一同放入锅中煮汤。

海参炒鳝鱼

【组成】海参 6 条,黄鳝 2 条。

【功效】温阳益脾,滋补肝肾。主治小儿遗尿。

【做法】将海参、黄鳝洗净切块,放入热油焖炒,加盐、味精调味。连食 7~10 天。

龙骨内金炖蛋

【组成】生龙骨 30 克,鸡内金 10 克,鸡蛋 1 个。

【功效】健脾滋肾,固涩止遗。用于各种小儿遗尿。

【做法】生龙骨、鸡内金水煎取汁,再炖煮鸡蛋。每次 1 个,每日 2 次,连服 1 周即可收效,小儿用量酌减。

黄芪鱼鳔羊肉汤

【组成】羊肉 125 克,鱼鳔 100 克,黄芪 30(包煎)。

【功效】补气温阳。用于肾虚不固所致的遗尿。

【做法】上物加水后煎汤,去黄芪后食肉饮汤。每日 1 剂,早、晚分服,连用 1~2周。

白果豆皮粳米粥

【组成】白果 10 只,豆腐皮 2 张,粳米 50 克。

【功效】收敛除湿,缩小便。用于脾肺气虚引起的遗尿。

【做法】白果放入锅中炒熟,剥去外壳。豆皮泡软,切小块。将白果、豆皮与粳米加水共煮成稠粥,用白糖调味。

菟丝覆盆蒸麻雀

【组成】菟丝子 15 克,覆盆子 10 克,枸杞子 15 克,麻雀 2 只。

【功效】补肾壮阳,益气止遗。用于体弱尿频,神疲乏力者。

【做法】麻雀去毛及内脏,洗净。菟丝子、覆盆子、枸杞子用干净纱布包裹,填入雀腹内,隔水清蒸,蒸至麻雀酥烂后,去药包,加调味料即可食用。

韭菜炒鲜虾

【组成】韭菜 100 克,鲜虾 200 克。

【功效】补肾兴阳。用于遗尿伴有面色苍白、舌淡苔薄白。

【做法】韭菜洗净切寸段,鲜虾洗净、剪足须,用油煸炒,待虾将熟时放入韭菜,再翻炒数下,用食盐调味后即可起锅,可作菜肴经常食用。

金 樱 粥

【组成】金樱子(干品,去毛刺)50 克,粳米 100 克。

【功效】益肾收涩。可作为小儿遗尿的辅助治疗。

【做法】先将金樱子如水中煎煮片刻,去渣留汁,再将粳米入金樱子汁中熬粥食之。

【提示】金樱子有固精涩肠、缩尿止泻功效。

枸杞羊肾粥

【组成】枸杞叶 250 克,羊肾 1 只,羊肉 100 克,葱白 2 茎,粳米 50 克,食盐少许。

【功效】温肾补肾。主治小儿遗尿而症属脾肾阳虚者。

【做法】先将羊肾剖开后洗净,去内膜,切细,再把羊肉洗净切碎,用枸杞叶煎汤后去渣留汁加入羊肾、羊肉、葱白、粳米一同熬粥,粥成后加食盐调匀,当早餐食用。

雀儿药粥

【组成】麻雀 5 只,菟丝子 30～45 克,覆盆子 10～15 克,枸杞子 20～30 克,粳米 100 克,细盐、葱白 2 茎,生姜 3 片。

【功效】温阳暖肾,补益精血。适用于小儿肾气不足所致遗尿多尿,日久不愈者。

【做法】先将菟丝子、覆盆子、枸杞子一同放入砂锅中,加水煎煮取汁,另将麻雀去毛与肚杂,洗净后用酒炒之,然后连同粳米一起入以上药汁之中熬粥,待粥将成时,加入葱、姜、食盐继续熬制粥稠融即可食用。

益智覆盆汤

【组成】益智仁 30 克,覆盆子、金樱子、山药、桑螵蛸各 15 克,莲须、杜仲、当参、鱼鳔各 9 克,五味子 6 克。

【功效】健脾,益肾,固涩。适用于小儿脾肾不足而导致的遗尿。

【做法】将以上各味入水煎煮,去渣留汁,每日 1 剂,分 3 次服。一般连服3～5剂即可见效,获效后再连服 2 剂以巩固疗效。

五苓散加味

【组成】白术 12 克,白茯苓 12 克,猪苓 6 克,泽泻 6 克,肉桂 8 克,益智仁 10 克。

【功效】健脾除湿。适用于小儿脾虚湿困,气化失司所致的遗尿。

【做法】将以上各味研为细末,每次用 6 克,用白开水调服,1 日 3 服。

小菟丝丸

【组成】石莲肉(陈久者)60 克,白茯苓(蒸)30 克,菟丝子(酒浸,研)150 克,山药 60 克。

【功效】主治脾肾虚损,腰膝酸痛,遗尿失禁。

【做法】取 40 克山药与其余各味研为极细末,再用剩余的 20 克山药研末打糊,用此糊将药末和丸,如梧桐子大小。每服 30～50 丸,空腹用淡盐汤送下;如脚膝无力,木瓜汤送下,晚饭前再服。

猪 肝 丸

【组成】猪肝 3 个,白术 250 克,苦参 180 克,牡蛎 250 克。

【功效】主治遗尿,也主梦中遗精。

【做法】先将白术、苦参、牡蛎格言为极细末后和匀,再与猪肝一同捣合后为丸,如梧桐子大小,每服 9 克,1 日 2 次。

葱根敷剂

【组成】新鲜葱根 7 茎,硫黄 45 克。

【功效】主治小儿下元虚寒,夜间遗尿,久而不愈者。

【做法】先将葱根洗净后捣烂,再将硫黄研细后与葱根搅拌至匀,于每晚临睡前将患儿脐部作常规消毒后再把以上药物敷于脐部,外用绷带轻轻包扎,次日晨起后将敷药取下,至次日夜间再如上法敷之。一般以上法敷药 1～4 次即可痊愈。

茅根生地饮

【组成】鲜白茅根 30 克,生地 10 克,木通 6 克,甘草、竹叶各 3 克。

【功效】主治小儿白天尿频患儿。

【做法】将以上各味加入适当清水浸渍半小时,煮沸后再煎 20 分钟,每日 1 剂,2 次分服或代茶频注。

【提示】临床报告,用上药治疗小儿白天尿频患儿 55 例,其中痊愈者 53 例,无效者 2 例。

猪脬散

【组成】桑螵蛸、白茯苓、补骨脂、益智仁各 30 克,猪膀胱 1 个。

【功效】温肾缩尿。主治小儿下元虚寒,遗尿,日久不愈者。

【做法】先将前 4 味各研为细末后和匀,每服 3 克,1 日 3 次,用芡实粉煮糊调药末,加白糖适量,调匀后食用。

泄泻

小儿泄泻发生的原因,或是因为饮食不节,或误食生冷不洁之物而引起的一种消化道疾病。临床中以大便次数增多,粪质清稀溏薄,或呈水样泻下为主要特征。西医称泄泻为腹泻,发于婴幼儿者称婴幼儿腹泻。本病以 2 岁以下的小儿最为多见。虽一年四季均可发生,但以夏秋季节发病率为高。夏季腹泻多由于细菌引起,而秋冬季节发生的泄泻,多因病毒引起。

小儿腹泻的发病机制主要由于小儿脾胃娇嫩,肌肤薄弱,冷暖不知自调,易为外邪侵袭而发病。无论是过食寒热,或是不洁之物,均可因为克伐脾胃而导致泄泻。此外,季节的变化,对泄泻也有一定影响,其中以夏季水湿致患最为常见。

泄泻治疗当以健脾和胃为主,在具体施治中尚需根据脾胃的生理特点,佐以淡渗利湿之品,若见泄泻严重者,更当参以酸收止涩之剂。

藿香正气散

【组成】藿香9克,紫苏6克,白芷6克,大腹皮12克,茯苓12克,白术9克,陈皮6克,厚朴9克,半夏9克,桔梗6克,甘草6克,生姜6克,大枣2枚。

【功效】疏风散寒,化湿和中。用于调护失宜,感受风寒,寒邪客于肠胃所致的泄泻,大便清稀,中多泡沫,臭气不甚,肠鸣腹痛。

【做法】上为细末,每服6克,姜、枣煎汤送服,或作汤剂水煎服。

葛根黄芩黄连汤

【组成】葛根15克,甘草6克(炙),黄芩9克,黄连9克。

【功效】清热利湿。主治湿热之邪,蕴结脾胃,大便水样,或如蛋花汤样,泻下急迫,量多次频,气味秽臭,或见少许黏液。

【做法】以水800毫升,先煮葛根,减至600毫升,纳入其余诸药,煮取200毫升,去滓,分2次温服。

四 神 丸

【组成】肉豆蔻、五味子各6克,补骨脂12克,吴茱萸(浸)6克。

【功效】补脾温肾,固涩止泻。用于久泻不止,脾肾阳虚,久泻不止,大便清稀,完谷不化,或见脱肛,形寒肢冷,面色㿠白,精神萎靡。

【做法】以上各味用水煎服。

人参乌梅汤

【组成】人参10克,乌梅15克,淮山药30克,冰糖适量。

【功效】涩肠止泻,下气除烦。主治泻下无度所致的气阴两伤之证。

【做法】将人参、乌梅、淮山药一同放入砂锅内,加清水适量,以文火煎煮,滤去残渣取汁,加冰糖再煎煮片刻使之溶化后服食。

杏仁滑石汤

【组成】杏仁、滑石、半夏各10克,黄芩、厚朴、郁金各6克,橘红4克,黄连、甘草各 3 克。

【功效】有宣畅气机,清利湿热之功,用于湿热泻。

【做法】以上各味用水煎服,每日 1 剂。

内金山药莱菔子粥

【组成】莱菔子 9 克,鸡内金 6 克、淮山药、白糖各适量。

【功效】消食导滞,健脾益胃。主治伤食型腹泻。

【做法】先煎取莱菔子、鸡内金汁,山药后入煮沸成粥,调入白糖服食。1 周岁以内小儿服 10 克左右,分 2～3 次服,1 周岁以上酌情加量。连服 3～5 天。

胡萝卜山楂汤

【组成】鲜胡萝卜 2 个,炒山楂 15 克,红糖适量。

【功效】消食导滞,收敛止泻。适用于小儿腹泻,腹痛胀满,泄泻次数不多,大便黏滞,气味酸臭等。

【做法】以上各味用水煎服。每日 1 剂,分数次服用,连服 2～3 天。

米 粉 糊

【组成】米粉、白糖各适量。

【功效】补中益气,温脾健胃。用于脾胃虚弱引起的泄泻。

【做法】将米粉炒至焦黄,加水及白糖煮成稀粥糊。每日 1～2 次,连服数天。

山楂粳粥

【组成】鲜山楂 60 克,粳米 100 克,砂糖适量。

【功效】健脾消食,行滞止泻。此方尤宜于伤肉食者服食。

【做法】山楂入砂锅煎取浓汁,去渣后加入粳米、砂糖煮粥。

白扁豆茶叶饮

【组成】茶叶 9 克,白扁豆 9 克,白糖适量。

【功效】健脾益气,祛湿止泻。适用于湿热泻,大便水样,如蛋花汤。

【做法】以上各味加水 500 毫升煮沸,待温后饮用。每日 1 剂,连服 2～3 日。

生薏苡仁白头翁汤

【组成】生薏苡仁 30 克,白头翁 15 克,高粱米、白糖各适量。

【功效】清热燥湿,凉血止痢。用于湿热泻。

【做法】高粱米放锅中爆花,取 6 克与生薏苡仁、白头翁同煎水,加白糖调服。每日 1 剂,分 2~3 次服,连服数天。

茵陈橘皮饮

【组成】茵陈 10 克,橘皮 10 克。

【功效】清热利湿,燥湿止泻。用于湿热泻。

【做法】水煎服。

山药扁豆粥

【组成】鲜山药 30 克,白扁豆 10 克,白米 20 克,白糖少量。

【功效】补脾养胃、固肾止泻。适用于脾虚泄泻。

【做法】山药、白扁豆、白米共煮粥,待粥成时加白糖调味。

三 米 汤

【组成】高粱米、稻米、黍米各 50 克,蜂蜡 6 克。

【功效】和胃止泻,健脾益气。适用于慢性肠炎。

【做法】先煮高粱米三沸后去渣,以汁煮稻米三沸后去渣;再用汁煮黍米三沸,绞去渣;将蜂蜡放入汁中,候蜡融化。每次饮 10 毫升,早、晚各 1 次。

参苓大枣汤

【组成】党参 6 克,茯苓 9 克,大枣 5 枚,炒米 30 克,红糖适量。

【功效】利水渗湿,健脾燥湿。用于脾胃气虚夹湿泄泻证。

【做法】将梨去皮、核,同核桃仁、冰糖共捣烂,加水煮成浓汁,每次 1 汤,日服 3 次。

乌梅葛根汤

【组成】梅 10 只,葛根 10 克。

【功效】涩肠止泻,生津止渴。适用于湿热型秋季腹泻。

【做法】以上各味加 250 毫升水,大火煮沸后改小火烧 20 分钟,去渣加红糖少许,分次饮用。

姜 茶 饮

【组成】取生姜 10 克,茶叶 3 克,红糖适量。

【功效】温中散寒、暖胃止泻。用于风寒型秋季腹泻的早期。

【做法】生姜、茶叶加水煮沸后加少许红糖,代茶饮。

薏苡仁鸡金粥

【组成】生薏苡仁 30 克,鸡内金 1 个,粳米 25 克。

【功效】利水渗湿,燥湿健脾。用于脾虚湿困所致的泄泻。

【做法】以上各味共煮为粥。

焦山楂麦芽饮

【组成】山楂 30 克,炒麦芽 30 克,红糖 15 克。

【功效】消食化积导滞。适用于大便酸臭且有不消化奶块,食欲减退伴有口臭的腹泻患儿。

【做法】先用小火将山楂及麦芽炒至略焦,离火,加少许酒搅拌,再置火炉上炒至干,然后加 200 毫升水,煎煮 15 分钟,去渣后加入红糖再熬至沸,待温后分几次服用。

荷叶米粉蒸肉

【组成】五花肉(带皮)500 克,炒米粉 125 克,鲜荷叶 8 片。

【功效】健脾益气,滋胃燥湿。用于体虚脾弱的泄泻患者。

【做法】将米粉与猪肉适当烹饪后用荷叶包好,放入笼中蒸烂后服用。每日 3 次,每次 1 包。

牛肉炖山药

【组成】牛肉 120 克,山药 60 克。

【功效】补中益气,健脾止泻。用于脾虚泄泻。

【做法】牛肉、山药一同煮烂,每次 45 克,连服 3～5 日。

白果莲子鸭

【组成】草鸭(1 000 克左右)1 只,莲子 50 克,白果 20 克,人参 3 克,大枣 50 克。

【功效】补中益气,养胃生津。用于慢性肠炎。

【做法】将莲子、白果、大枣放入鸭腹中,其上放人参片共煮后服用。每次 100 克,每日 3 次,连续服用 10 日。

芹菜黄芩汤

【组成】芹菜 15 克,黄芩 6 克。

【功效】清热解毒,行气止泻。用于小儿腹泻初起。

【做法】芹菜、黄芩用水煎服。每日 1 剂,每日 2 次,连服 3 天。

绿豆车前草汤

【组成】绿豆 50 克,车前草 30 克。

【功效】清热解毒、利湿止泻。用于热毒内结所致的泄泻。

【做法】绿豆、车前草水煎服,分 2 次服完。每日 1 剂。

苦菜黄连甘草汤

【组成】鲜苦菜 30 克,黄连 3 克,甘草 3 克。

【功效】清热利湿。用于湿热蕴结肠胃型腹泻,可见泻下黄臭、腹痛等症状。

【做法】以上 3 味用水煎服。每日 1 剂,分早、晚服。

西瓜叶马齿苋汤

【组成】西瓜叶 60 克,马齿苋 60 克。

【功效】清热利湿、除烦止渴。用于轻型水泻。

【做法】以上 2 味水煎服。每日 1 剂,每日 2~4 次,连服 1 周。

荔枝大枣汤

【组成】干荔枝肉 15 克,大枣 15 克。

【功效】补益脾胃,利湿止泻。用于脾胃虚弱所致的泄泻。

【做法】以上2味水煎服。每日1剂,每日2～4次,连服1～2周。

茯苓石榴皮汤

【组成】石榴皮15克,茯苓30克。

【功效】清热止咳、利水止泻。用于秋季水泻疗效佳。

【做法】以上2味煎汤取汁,加入红糖适量。每日1剂,早、晚分服。小儿用量酌减。

二 皮 汤

【组成】沙梨皮100克,石榴皮30克。

【功效】健脾益胃,益气养阴。用于久泻久痢。

【做法】以上2味水煎服。每日1剂,连服10日。

桃 花 饼

【组成】新开桃花,白面粉各适量。

【功效】主治泄泻日久不愈。

【做法】先将桃花入水中清洗干净后切碎,再和在面粉中,揉令均匀,做成一个一个小饼,然后置锅内煨熟,米汤送服。若服此饼后泄泻更甚,则待1～2日后将煨熟后的桃花饼用凉开水送服,立效。

炒 黄 面

【组成】白面粉500克。

【功效】固肠止涩。主治肠胃不固,泄泻不止。

【做法】将白面粉置锅内用文火炒至焦黄,每日晨起空腹时用白开水冲调30克食之,也可加少量食盐或白糖冲服。

清蒸猪肚

【组成】猪肚1个,芡实、山药各60克。

【功效】健脾止泻。主治泄泻日久,诸药无效或效果不佳者。

【做法】先将猪肚用温水洗干净,再将芡实、山药研为细末,纳入猪肚内后置锅中蒸熟,不拘时食用。

扶 脾 散

【组成】莲肉(去心,不去皮)45 克,陈皮、白茯苓各 30 克,白术(土炒)60 克,麦芽(炒)15 克。

【功效】助元气,益脾阴。主治脾泄。气弱易饱,口渴,大便稀溏。

【做法】以上各味研为细末后和匀,每服 6 克,加白砂糖 6 克,白开水送下。

固脾扶中散

【组成】人参、白茯苓、白术、葛根、炙甘草、藿香各等份。

【功效】健脾和胃,止吐泻,定烦渴。主治脾胃虚寒,屡伤生冷,症见胃脘疼痛,大便溏泻,泻下清稀而少,或见泻下如败卵样臭,身形黄瘦。

【做法】将以上各味研为极细末后和匀,每用 9 克,加生姜 3 片,大枣 1 枚,水煎后去渣留汁,1 日 2 服。

芡实粉粥

【组成】芡实粉 60 克,粳米 100 克。

【功效】健脾止泻。

【做法】先用水如常法煮米熬粥,待粥将成时调入芡实粉,继续用文火熬至粥稠融,不拘时食用。

茯苓粉粥

【组成】白茯苓(研成粉)30 克,粳米 50 克,红枣(去核)7 枚。

【功效】健脾渗湿,调中止泻。主治脾气不充,运化失司,乃致大便泄泻,面色黄白,口干,但不欲饮,卷怠无力,饮食无味等。

【做法】先将粳米入水中煮沸,再入红枣一同熬粥,待粥将成时兑入茯苓粉,继续熬煮,并不断用竹筷搅拌至稠融,不拘时食用。

姜 茶 饮

【组成】干姜(研为极细末)3 克,绿茶 6 克。

【功效】温中止泻。主治小儿脾胃虚寒,大便泄泻,日泻数次,或见大便呈水样而下。

【做法】将以上两味用滚开水冲泡后饮之。也可在上方中加入红糖适量,调匀后服之。泄泻见止后即停服。

婴幼儿湿疹

婴幼儿湿疹是一种变态反应性皮肤病,即平常说的过敏性皮肤病。主要原因是对食入物、吸入物或接触物不耐受或过敏所致。患有湿疹的孩子起初皮肤发红、出现皮疹、继之皮肤发糙、脱屑,抚摸孩子的皮肤如同触摸在砂纸上一样。遇热、遇湿都可使湿疹表现显著。患湿疹的婴儿往往对奶类制品过敏,或对鱼、虾、蟹、鸡蛋清等异种蛋白过敏,家长要对怀疑过敏的食物进行验证。一般先停止食用被怀疑的食物 7～10 天,然后再少量提供,如仍有过敏表现,如呕吐、发疹,或腹泻,则可确诊,以后不能再食用该种食品,如没有过敏表现则可继续食用。

薏苡仁饮

【组成】薏苡仁 30 克,冰糖适量。

【功效】薏苡仁有清热利湿、健脾和中之作用,适宜于湿疹患儿常服。

【做法】薏苡仁(粒大饱满色白者为佳)用水浸泡一夜,以除去其特有的难闻气味,次日把水滗干,加 8 倍水,用砂锅置文火上,煮至快软时,加入适量冰糖即可。此饮还可加粳米煮粥食用,功用与薏苡仁同。每日 1 剂(根据婴儿大小而改变用量),分数次喂服。

绿豆粥

【组成】绿豆 30 克,粳米适量,冰糖少许。

【功效】绿豆性凉味甘,有较强的药力,故本粥能清热凉血,利湿去毒,适于患湿疹者食用,尤对发热、疹红水多、大便干结、舌红苔黄较明显者适用。

【做法】将粳米、绿豆分别淘洗干净,同下锅加水煮粥,粥熟后加冰糖适量调服。也可单独用绿豆煎水服,以绿豆煮烂为度。

苦参鸡蛋

【组成】鸡蛋 1 个,苦参 30 克,红糖 30 克。

【功效】苦参可清热解毒;鸡蛋润燥和胃、解毒。此汤可有清热除湿、解毒润燥的作用。用于婴幼儿湿疹、奶癣很适宜。

【做法】先将苦参浓煎取汁,去渣,再将打散的鸡蛋及红糖同时加入,煮熟即可。只饮汤,每日 1 次,连用 6 天。本汤虽有苦味,但糖甜蛋香,婴儿亦不会拒食,但对鸡蛋过敏者不能用,最好用于 1 周岁以后幼童。

将军蛋

【组成】鸡蛋 1 个,生大黄末 1.5 克。

【功效】大黄味苦性寒,性趋下行,古有"将军"之称,故称"将军蛋",能清热解毒润燥。鸡蛋可和中调味。对小儿胃热湿疹,大便干结或臭秽者食之有效。

【做法】先将鸡蛋顶端敲出一个小孔,去蛋皮,放入大黄细末,用筷子搅匀,然后用草纸或用白面和水封闭小孔,放入水锅中,煮熟即成。鸡蛋无异味,小儿可以吃。但对鸡蛋过敏者不能用,最好用于 1 周岁以后幼童。

丝瓜汤

【组成】新鲜丝瓜 30 克

【功效】丝瓜有清热,化痰,凉血,解毒功效。

【做法】将丝瓜切成小块,放入有水的锅内煮熟后加盐,让宝宝喝汤,并将丝瓜同吃下去,对奶癣有渗出型(有流水症状)效果显著。

金银花蜜汁米酪

【组成】杏仁 50 克,绿豆 100 克,粳米 100 克,糯米 100 克,金银花 100 克,蜂蜜 200 克。

【功效】杏仁、绿豆、蜂蜜等均是消暑、祛毒、清热之佳品。小儿夏季易发生脓疱疮、湿疹、吃此品,能清热利湿,养血祛风,抑制多种细菌和病毒对人体皮肤的侵害,能祛瘙痒、燥湿、泻火、解毒,杀虫止痛,治皮肤瘙痒。

【做法】将绿豆用凉水泡 1 小时;杏仁用开水泡一下,然后剥去仁皮,用粉碎机粉碎;粳米、糯米用凉水泡 1 小时,用粉碎机粉碎;金银花用开水泡 1 小时,用其汁水。先把绿豆下锅烧开(去皮壳),然后倒入其他各料,不断地搅动,开锅后加入蜂蜜,放凉倒入平盘中,放入冰箱凉透即成。

冬瓜粥

【组成】粳米 30 克,冬瓜 150 克。

【功效】清热利湿,解毒生津。主治婴儿湿疹。

【做法】将冬瓜切成小块,与米同煮粥,待粥熟即可食用。

麻疹

　　麻疹是一种麻疹病毒感染而引起的急性发疹性传染病。临床以发热、皮疹、眼及呼吸道感染为主症。症见恶寒,咳嗽咽痛,鼻塞流涕,泪水汪汪,畏光羞明,口腔两颊臼齿处可见麻疹黏膜斑,周身皮肤按序布发麻粒样大小的红色斑丘疹,皮疹消退时皮肤有糠麸样脱屑和色素沉着斑为特征。其发疹的一个特点是疹与疹之间的皮肤依然是正常的,与猩红热明显不同。本病一年四季均可发生,但是好发于冬春两季,且常可引起流行。6个月至5岁小儿均易发生。该病的传播途径以飞沫相染为主,潜伏期通常在10天左右。

　　就麻疹患儿而言,若平素体健,并在发病时注意护理,调节饮食,辅以药物治疗,大多预后良好。若年幼体弱,或营养不良,毒盛正虚,则容易并发他症,应引起足够重视。此外,麻疹患儿应忌酸、辣、油腻之类的食物,忌食生冷,以免消化功能紊乱。

宣毒发表汤

　　【组成】升麻、葛根各2.5克,前胡2.5克,桔梗0.6克,枳壳(麸炒)2.5克,荆芥、防风各1.5克,薄荷、甘草各0.6克,木通、连翘、牛蒡子、杏仁、竹叶各2.5克。

　　【功效】透疹解毒,宣肺止咳。主治麻疹透发不出,发热咳嗽,烦躁口渴,小便赤者。

　　【做法】以上各味以水煎服。

清解透表汤

　　【组成】西河柳7克,蝉衣3克,葛根6克,升麻4克,连翘3克,银花3克,紫草根3克,桑叶3克,甘菊3克,牛蒡子6克,甘草4克。

　　【功效】辛凉透表,清宣肺卫。主治麻疹布发全身,伴有潮热,发热与微汗并见,皮疹又随潮热、汗出而透发。

　　【做法】以上各味以水煎服。

清咽下痰汤

　　【组成】银花、板蓝根、射干各12克,玄参、牛蒡子、瓜蒌各10克,桔梗、葶苈子、贝母各 6 克。

【功效】清热利咽,解毒消肿。主治邪毒上攻,痰热互结,咽喉肿痛,吞咽不利,声音嘶哑,饮水呛咳。

【做法】以上各味以水煎服。

羚角钩藤汤

【组成】桑叶、菊花、钩藤、生地各 12 克,白芍、茯苓各 10 克,羚羊角粉 3 克(冲服)。

【功效】清营解毒,平肝息风。主治邪陷心肝,在麻疹疾病中突然出现神昏谵语、四肢抽搐等症状。

【做法】以上各味以水煎服。

托麻透发汤

【组成】葛根、白茅根各 15 克,淡竹叶、紫草各 10 克,升麻 5 克,薄荷 3 克,甘草 5 克。

【功效】解肌透疹,清热解毒。适用于麻疹初期。

【做法】以上各味以水煎服,每日 1 剂,分 3 次服。

荆芥透疹汤

【组成】荆芥 10 克,牛蒡子 6 克,蝉衣 3 克,连翘、桑叶各 5 克,板蓝根 6 克,薄荷 3 克。

【功效】疏风解表,清热利咽。

【做法】以上各味以水煎服,每日 1 剂,分 3 次服。

解毒透疹散

【组成】肉桂、附子各 3 克,天麻、钩藤、僵蚕、土元、薄荷各 6 克,雄黄 1.5 克,蟾蜍 1 个。

【功效】发表透疹,平肝息风。

【做法】以上各味共研为细面,2 周岁小儿每服 1.5~2 克,日服 3 次。

解毒透疹汤

【组成】蝉蜕、芥穗、紫草、桃仁、杏仁各 3 克,浙贝母 6 克,花粉 6 克,连翘 10 克,银花、麦冬各 10 克,芦根 12 克,薄荷 2 克。

【功效】清热凉血,透疹解毒。

【做法】以上各味以水煎服,每日 1 剂。

养阴解毒汤

【组成】元参 6 克,石斛 5 克,麦冬 9 克,紫花地丁、金银花、连翘各 5 克,山栀 1 克,竹叶 1 克。

【功效】益气养阴,清热解毒。

【做法】以上各味以水煎服,每日 1 剂。

荸荠萝卜汁

【组成】鲜荸荠 10 个,鲜萝卜汁 500 克。

【功效】养阴清热,解毒消炎。主治疹后伤阴咳嗽者。

【做法】将鲜荸荠削皮与鲜萝卜汁一起煮开,加白糖适量。空腹温服。

酒酿荸荠汤

【组成】酒酿 100 克,鲜荸荠 10 个。

【功效】清热疏风。主治小儿麻疹及风热外感。

【做法】将酒酿和荸荠(去皮、切片),加水少许,煮熟。吃荸荠饮汤。每日 2 次分服。

香菜红萝卜汤

【组成】香菜 50 克、红萝卜 200 克。

【功效】清热透疹。

【做法】将香菜和红萝卜同煎汤。每日 2 次,适量饮服。

冬笋粳米粥

【组成】冬笋 50 克、粳米 50 克。

【功效】清热透疹。主治小儿麻疹之疹出不畅。

【做法】将冬笋洗净切片,与粳米同煮为稀粥。连食多天。

甜菜芫荽子樱桃核汤

【组成】甜菜、芫荽子、樱桃核各 10 克。

【功效】清热解毒透疹。

【做法】以上各味以水煎服。

芦根葱白橄榄萝卜水

【组成】鲜萝卜 120 克,葱白 7 个,青橄榄 7 个,鲜芦根 50 克。

【功效】生津止渴。适用于麻疹幼儿高热口渴之证,促使麻疹透发。

【做法】以上各味一同煮汤代茶饮。

香蕈鲫鱼汤

【组成】香菇 10 克,鲫鱼 1 条。

【功效】益胃气,托痘疹。

【做法】香菇、鲫鱼清炖,少放盐,喝汤。

甘蔗荸荠甜杏茶

【组成】红皮甘蔗(切去皮、节)100 克,荸荠 50 克,甜杏仁 6 克。

【功效】清热除烦,润肺止渴。主治小儿麻疹后出现的咳嗽、发热、口渴。

【做法】以上各味水煎取汤,代茶频服。

红枣山药粳米粥

【组成】粳米 50 克,红枣 5 只,淮山药(粉)25 克,冰糖适量。

【功效】益气养血,健脾益肾。适用于麻疹恢复期体弱的幼儿。

【做法】粳米、红枣加水熬成稀粥,撒入淮山药粉,加入适量冰糖,搅匀后再煮沸即可服用。

百合麦冬银耳羹

【组成】银耳 15 克,百合 25 克,麦冬 10 克。

【功效】清热养阴。适用于麻疹恢复期咳嗽少痰者。

【做法】银耳清水泡软洗净。放入百合、麦冬,加清水适量煮烂,放入适量冰糖,当点心随意服用。

莲心小米粥

【组成】带芯莲子 20 克,小米 25 克。

【功效】补气益胃,养心安神。适用于麻疹恢复期烦躁少寐者。

【做法】莲心磨成细末备用,小米加清水适量熬成稀粥,撒入莲子末和冰糖适量。再煮片刻,即可服食。

二核蝉壳茶

【组成】杏子核 20 克,桃子核 20 克,蝉壳 5 克。

【功效】清热化痰。用于麻疹伴有咳嗽痰多。

【做法】以上各味煎汤代茶饮,每日 1 剂,连服 3～5 日。

茅根甘蔗茶

【组成】鲜茅根 100 克,青皮甘蔗 200 克。

【功效】清热除烦。用于麻疹高热烦躁者。

【做法】以上各味煎水代茶饮,每日 1 剂,连用 3～5 日。

甘蔗马蹄汁

【组成】青皮甘蔗汁 100 毫升,马蹄榨汁 50 毫升。

【功效】热解毒、生津止渴。适用于出疹期高热者。

【做法】以上二汁混合,同放碗内隔水蒸熟,待凉后 1 次饮完,每日 1 次,连服 3～5 天。

香菜马蹄茶

【组成】马蹄 250 克,香菜 25 克。

【功效】清热透疹。适用于发热疹起者。

【做法】马蹄加水适量煮熟,后加入香菜,再次煮沸,取汁代茶饮。每日 1 剂,连服 3～5 天。

香菜粳米粥

【组成】香菜一把,粳米 50 克。

【功效】透疹发表。用于疹出不畅者。

【做法】将香菜洗净、切碎后备用,粳米加水 450 毫升,熬成稀粥。放入香菜末、盐少许,搅匀后服用。

冬瓜子炖豆腐

【组成】嫩豆腐1块,冬瓜子50克。

【功效】清热止咳。用于出疹期发热咳嗽者。

【做法】豆腐与冬瓜子隔水蒸熟,饮汁吃物,每日1剂,连用5～7日。

干 葛 粥

【组成】干葛30克,粳米60克。

【功效】退热解肌,透疹止渴。主治小儿麻疹初期,以及外感伤及肌腠,症见发热,口渴,无汗,兼见大便溏泻等。

【做法】先用1500毫升,煎煮干葛约20分钟,去渣留汁,再将粳米于干葛汁中熬粥,粥成后不拘时食用,分2次食完,食后覆被,取微汗为宜。

牛 蒡 粥

【组成】牛蒡根30克,粳米30～50克。

【功效】宣肺清热,利咽散结。主治小儿麻疹,因热壅之故,麻疹未透者;也主肺胃虚热,复感外邪,因而导致咽喉肿痛,咳嗽,吐痰不爽等症。

【做法】先将牛蒡根入水中煎煮取汁,再将粳米入此汁中熬粥,粥成后不拘时食用。温食或待粥凉后再食均可。

三 豆 饮

【组成】赤小豆、黑豆、绿豆各200克,甘草15克。

【功效】活血解毒。主治天行麻疹。

【做法】以上4味一同入水中煎煮,至豆熟为度,逐日随意食用。

人参白虎汤

【组成】人参、知母、天花粉、麦门冬、石膏、葛根、竹叶、粳米各适量。

【功效】主治小儿麻疹经服表散药后,发热时渴者。

【做法】以上各味水煎取汁,1日2服。

芫荽表疹汤

【组成】芫荽10克,胡萝卜、荸荠、甘蔗各60克。

【功效】解肌透疹,育阴清热。主治小儿麻疹初起,发热,口干,口渴。

【做法】以上各味一同入水中煎煮取汁,凉后随意饮用。

柚叶洗剂

【组成】新鲜柚子叶30~60克。

【功效】适用于小儿麻疹见疹期。

【做法】新鲜柚子叶用水煎,以其煎液洗浴。

芫荽浮萍煎

【组成】新鲜芫荽、浮萍各30克。

【功效】适用于小儿麻疹初期和透疹期,以帮助透疹。

【做法】将芫荽、浮萍用水煎,取汁饮之。

水痘

　　水痘是一种由于感染水痘病毒而引起的急性传染病。其临床表现以发热,皮肤及黏膜分批出现丘疹、疱疹、结痂为特征。因其疱疹内含水液,形态椭圆,状如豆粒,故称水痘,也称水花、水疮、水疱。

　　本病一年四季都有发生,但多见于冬春两季。任何年龄都可发病,而以1~4岁小儿为多见。水痘初起之时,患儿往往现有轻微头痛,发热,鼻塞流涕等症状,大多在发热一天之后即出现皮疹,多散布在头部及腋部,呈豆状,周围有红晕,疱内液体先清后浊,一般在疱疹出现三四天后逐渐干燥,结为干痂而脱落。

　　本病治疗以清热解毒利湿为总的原则。轻证以肺卫受邪为主,治以疏风清热解毒,佐以利湿;重证邪炽气营,治以清热凉营,解毒渗湿。对邪毒闭肺,邪陷心肝之变证,当治以开肺化痰,镇痉开窍,清热解毒等法。治疗中切忌采用温燥之法。

银翘散

【组成】连翘9克,银花9克,苦桔梗6克,薄荷六6克,竹叶4克,生甘草5克,荆芥穗5克,淡豆豉5克,牛蒡子9克。

【功效】疏风清热,利湿解毒。用于水痘初期,发热轻微,或无发热,鼻塞流涕,伴有喷嚏及咳嗽,1～2日皮肤出疹,疹色红润,疱浆清亮,根盘红晕不明显,点粒稀疏,此起彼伏,以躯干为多,舌苔薄白,脉浮数。

【做法】以上各味杵为散,每服6钱,鲜苇根汤煎,香气大出,即取服,勿过煮。肺药取轻清,过煮则味厚而入中焦矣。病重者,约2时1服,日3服,夜1服;轻者3时1服,日2服,夜1服;病不解者,作再服。

清胃解毒汤

【组成】生石膏15～30克,知母12克,谷精草12克,银花12克,蝉衣6克,甘草3克。

【功效】清热凉营,解毒渗湿。用于壮热不退,烦躁不安,口渴欲饮,面红目赤,水痘分布较密,根盘红晕显著,疹色紫暗,疱浆混浊,大便干结,小便黄赤。舌红或舌绛,苔黄糙而干,脉洪数。

【做法】以上各味以水煎服,每日1剂,日服2次。

金银花甘蔗茶

【组成】金银花10克,甘蔗汁100毫升。

【功效】疏风清热。用于水痘初期。

【做法】金银花水煎至100毫升,兑入甘蔗汁代茶饮。可频频服之。日1剂,7～10天为1个疗程。

薏苡仁红豆粥

【组成】薏苡仁20克,红豆、土茯苓各30克,粳米100克。

【功效】解毒祛湿。适于水痘已出,发热、尿赤、精神卷怠的患儿。

【做法】将以上各味洗净共煮,粥熟豆烂拌冰糖。每日1剂,分3次服完。

青果芦根茶

【组成】青果30克,芦根60克。

【功效】清热解毒,生津利咽。主治水痘初起。

【做法】将以上各味用水煎,代茶饮。

金针苋菜汤

【组成】金针菜30克,马齿苋30克。

【功效】清热解毒。辅助治疗水痘。

【做法】以上 2 味加水适量煎煮 20 分钟,去渣取汁,每日 2 次,随量饮用。

梅花绿豆粥

【组成】腊梅花 15 克,绿豆 30 克,粳米 50 克。

【功效】清热养阴、解毒。用于毒炽气营证,耗伤津液者。

【做法】先将腊梅花水煎取汁,绿豆和粳米煮粥。粥将成时,入药汁和匀,再加冰糖调味。每日 1 剂,分 2 次服用。

胡萝卜芫荽羹

【组成】胡萝卜、芫荽各 60 克。

【功效】疏风清热。主治水痘初起。

【做法】洗净切碎,加水煮烂,加冰糖服,每日 1 剂,分 3 次服完。连服 1 星期,婴儿只服汤汁。

马齿苋荸荠糊

【组成】鲜马齿苋、荸荠粉各 30 克,冰糖 15 克。

【功效】清热除烦。主治适于水痘已出或将出,发烧、烦躁、便稀溏。

【做法】鲜马齿苋洗净捣汁,取汁调荸荠粉,加冰糖,用滚开的水冲熟至糊状。每日 1 剂。

荷 叶 粥

【组成】新鲜荷叶 1 张,粳米 100 克,冰糖适量。

【功效】清热除烦。用于水痘初起。

【做法】将米洗净,加水煮粥,临熟时将鲜荷叶洗净覆盖在粥上,焖约 15 分钟,揭去荷叶再煮沸片刻即可。喝时可适量加点白糖。

冬 瓜 饮

【组成】冬瓜皮 30 克或冬瓜子 15~30 克,冰糖适量。

【功效】清热化痰利水。用于水痘初起。

【做法】冬瓜皮或冬瓜子以水煎服,加入冰糖食之。

竹叶石膏大米粥

【组成】大米 100 克,生石膏 45 克,淡竹叶 30 克。

【功效】清气泄热生津。主治水痘出疹较多。

【做法】先将竹叶洗干净,与石膏加水同煮 30 分钟,去渣,放入大米煮成稀粥,加糖适当调味服用,每日分 2～3 次,连服 3～5 日。

百合杏仁赤小豆粥

【组成】百合 10 克,杏仁 6 克,赤小豆 60 克,白糖少许。

【功效】清肺热,清胃火。用于水痘结痂期。

【做法】将赤小豆洗净,放入铝锅内,加水适量,置武火上烧沸,再用文火继续熬煮至半熟。在半熟的粳米锅中,加入百合、杏仁、白糖,同煮至熟即成。

竹笋鲫鱼汤

【组成】鲜竹笋 50 克,鲫鱼 1 条。

【功效】祛风燥湿。主治水痘风热挟湿伴瘙痒者。

【做法】以上 2 味共煮汤,调味食用。每日 1 次,连用 3～5 日为 1 个疗程。

四味冰糖饮

【组成】薄荷 10 克,芦根 15 克,薏苡仁 15 克,竹叶 6 克。

【功效】清热燥湿。主治水痘后期风热挟湿症。

【做法】以上 4 味加水适量,煎取浓汁,加入冰糖 30 克调服,每日 1 剂。

甘草三豆饮

【组成】绿豆 10 克,赤小豆 10 克,黑豆 10 克,甘草 6 克。

【功效】清热利湿解毒。

【做法】将三豆洗净,浸泡 1 小时,与甘草同煮,沸腾后改文火,煮到豆熟透,饮之。一日分 2～3 次服用。

板蓝根印花糖浆

【组成】板蓝根 100 克,银花 50 克,甘草 15 克。

【功效】清热、凉血、解毒。

【做法】以上 3 味加水 600 毫升,煎取 500 毫升,去渣加冰糖适量,每次服 20 毫升,每日数次。

荸荠芦根汤

【组成】荸荠 100 克,芦根 30 克。

【功效】清热解毒。用于水痘初起。

【做法】荸荠去皮,芦根切段,加水煮 30 分钟,喝汤吃物。

银花薏苡仁粥

【组成】银花 10 克,薏苡仁 30 克,冰糖 10 克。

【功效】清热祛湿。辅助治疗水痘。

【做法】将银花加水煮 20 分钟,去渣留汁,薏苡仁加水煮粥,待粥八成熟时加入汁水及冰糖煮烂食用。

升麻葛根汤

【组成】升麻 30 克,芍药 30 克,甘草(炙)30 克,葛根 45 克。

【功效】辛凉疏表,解肌透疹。主治水痘初期。

【做法】以上各味研为粗末。每服 9 克,用水 1 盏半,煎取 1 盏,去滓,稍热服,不拘时候,1 日 2～3 次。以病气去,身清凉为度。

消 毒 散

【组成】牛蒡子(爁)180 克,荆芥穗 30 克,甘草(炙)60 克。

【功效】疏风透疹,解毒利咽。主治小儿疮疹已出,未能匀透,及毒气壅遏,虽出不快,壮热狂躁,咽膈壅塞,睡卧不安,大便秘涩。

【做法】以上各味研为粗末。每服 3 克,用水 200 毫升,煎至 140 毫升,去滓温服。小儿量力,少少与之。

银花甘草茶

【组成】银花 15 克,生甘草 5 克。

【功效】清热解毒。用于水痘病出发热者。

【做法】以上 2 味用沸水冲,代茶随意饮服,每日 1 剂。

板蓝根甘草茶

【组成】板蓝根 30 克,生甘草 5 克。

【功效】清热解毒。适用于早期发热咳嗽者。

【做法】以上 2 味同煎汁代茶饮服,连服 3~5 日。

芦根菊花茶

【组成】鲜芦根 60 克,野菊花 10 克。

【功效】疏风散热。主治发热咳嗽者。

【做法】以上 2 味加清水适量同煎,去渣取汁,加冰糖适量,分 2 次服用,每日 1 剂。

甘草马蹄银花茶

【组成】马蹄 200 克,银花 15 克,生甘草 5 克。

【功效】用于发热口渴者。

【做法】以上 3 味加水同煮,马蹄熟后,饮汤吃物。

绿豆米仁粥

【组成】绿豆 50 克,米仁 50 克。

【功效】用于出疹食欲不振者。

【做法】以上 2 味洗净,加水同煮,煮至酥烂,加冰糖适量,当点心随意服食。

香 菜 粥

【组成】鲜香菜 30 克,粳米 50 克。

【功效】有助于水痘早期透疹。

【做法】香菜洗净,切成细末备用,粳米加水,熬成稀粥,撒入香菜末,搅匀后煮沸即可食用。

清 利 饮

【组成】竹叶 20 片,灯心 10 根,扁豆 15 克,滑石 6 克。

【功效】清热利湿。

【做法】以上各味水煎取汁,当茶饮之。

二 神 散

【组成】丁香9粒,干姜(煨)3克。

【功效】主治小儿伤冷,体寒腹痛,以及痘疮难以发壮者。

【做法】将以上2味共研为极细末,每用1.5克(或视患儿大小,以及痘疹轻重决定用量),白开水调服,服后盖被片刻,令脾胃温暖,阴返阳回,则痘变顺。

荸荠酒酿

【组成】糯米酒酿100克,鲜荸荠(去皮)10个。

【功效】益气生津,活血透疹。主治小儿外感风热,尤其适用于小儿麻疹、水痘。

【做法】将荸荠切片后入酒酿中煮熟食之,1日2次。

天花粉散

【组成】天花粉、白茯苓、柯子肉、桔梗、石菖蒲、甘草各15克。

【功效】主治痘疹后失音。

【做法】先将以上各味研为极细末后和匀,每用3克,再加小竹7茎,小荆芥7茎,缚作1束,点火就碗内煎之,临睡时服。

浮 萍 散

【组成】浮萍、羊肝各适量。

【功效】主治痘疹入眼,痛不可忍者。

【做法】先将浮萍研成极细末,每用3～6克,另将羊肝半片切碎,入水150毫升,绞汁后调和浮萍末,饮后食之。

流行性腮腺炎

流行性腮腺炎俗称"痄腮"。本病是由流行性腮腺炎病毒所致的急性传染病。临床表现以发热、耳下腮部肿胀为主要特征。该病初期往往先见于一侧,继而迁延至另一侧。一般持续4～5天,整个病程约为7～12天。该病主要通过飞沫传染。从腮腺肿前3天到腮肿消失,均有传染性。本病全年都可发生,冬春两季尤其为多,发病年龄多为2～9岁,15岁以前儿童都有患病可能,偶有成年人患此病的报道。一次患病后可产生持久的免疫力。治疗原则以疏风散结,清热解毒为主。

绿豆白菜汤

【组成】绿豆 100 克,白菜心 2~3 个。

【功效】清热解毒。适用于小儿腮腺炎。

【做法】先把绿豆淘洗干净,放入小锅内,加水适量,浸泡 1 小时后置火上,待煮至将熟时,加入白菜心,再煮 20 分钟即可。以上为 1 日量,取汁温热顿服,每日 1~2 次,直至痊愈。

【提示】本方发病早期使用效果更好。在治疗期间忌食辛辣刺激性食物及荤腥食品。

二 豆 汤

【组成】绿豆 120 克,黄豆 60 克,白糖适量。

【功效】清热解毒,消肿。适用于腮部疼痛,吞咽不便者。

【做法】绿豆和黄豆洗净,浸泡发胀,加入清水适量,用文火煨至烂熟,取出候温,用白糖调味,随意服用。

牛蒡板蓝根粥

【组成】牛蒡根 30 克,板蓝根 30 克,粳米 30~50 克。

【功效】清热解毒,散结消肿。用于流行性腮腺炎初起,腮部肿胀,压痛者。

【做法】牛蒡根、板蓝根煎汁过滤后,用汁加入粳米,常法煮粥食用。

枸杞菜鲫鱼汤

【组成】枸杞菜(连梗)500 克,鲫鱼 1 条。

【功效】疏风清热,散结消肿。用于流行性腮腺炎,腮腺炎两腮红肿热痛,风热头痛,肝热火眼。

【做法】上味分别洗净,放入砂锅,加水 600 毫升,大火烧开后,加入橘皮、姜片和盐,转用小火煮熟。

紫菜萝卜菜心汤

【组成】紫菜 30 克,萝卜 60 克,白菜心 60 克。

【功效】清热化痰,软坚。用于热退后肿不消,局部有结块者。

【做法】紫菜撕成小块,与萝卜、白菜心共煮汤,加入少许食盐调味,取汤服用。

青叶银花茶

【组成】大青叶 15 克,金银花 15 克。

【功效】疏风清热。用于病初发热者。

【做法】以上 2 味水煎,每日 1 剂,代茶饮服。

黄花菜粥

【组成】鲜黄花菜 50 克,粳米 50 克。

【功效】清热消肿,利尿平肝。用于流行性腮腺炎。

【做法】将黄花菜加水适量煎煮,入粳米煮粥。

板蓝根夏枯草饮

【组成】板蓝根、夏枯草各 15 克。

【功效】清热解毒,凉血散结。适用于腮腺炎肿痛发热有硬。

【做法】将板蓝根、夏枯草同水煎,加白糖适量。每次 10~20 克,每日 3 次。

荆芥薄荷粥

【组成】荆芥 9 克,薄荷 6 克,粳米 100 克。

【功效】清热解毒,消肿散结。对疟腮肿痛发热有硬块者疗效好。

【做法】荆芥水煎去渣,入粳米熬粥,然后加入切碎的薄荷,稍加热后服用。

马蹄鲜藕汁

【组成】马蹄、鲜藕、鲜茅根各 250 克。

【功效】清热利湿、化痰消积。适用于病初发热者。

【做法】马蹄、鲜藕、鲜茅根洗净切成碎块,加清水适量,武火煮沸后转用文火煨 20 分钟,取汁随意饮服,每日 1 剂。

灯笼草粥

【组成】灯笼草全草 1 株,粳米 50~100 克。

【功效】清热解毒。主治流行性腮腺炎,并可作为预防使用。

【做法】先将灯笼草洗净后入水煎煮取汁,再将粳米入此汁中熬粥,不拘时食用。

板蓝根粥

【组成】板蓝根、大青叶各30～60克,粳米50克,冰糖适量。

【功效】清热解毒。主治流行性腮腺炎初起。

【做法】先将板蓝根、大青叶一同入水中煎煮约30分钟,去渣留汁,再入粳米于汁水中熬粥,粥成后加冰糖调匀,不拘时食用。

马齿苋红糖饮

【组成】马齿苋300克,红糖适量。

【功效】主治流行性腮腺炎。

【做法】先将马齿苋洗净切段,加水400毫升,煎至200毫升,加入红糖,煮至糖融,去渣留汁。分1～2次服。

大葱浮萍汤

【组成】浮萍150克,大葱3根。

【功效】主治流行性腮腺炎。

【做法】将以上2物分别洗净,加水500毫升,煎至250毫升,去渣留汁,分2次服。

蒲银绿豆汤

【组成】蒲公英50克,银花15克,白菜100克,绿豆50克。

【功效】主治流行性腮腺炎。

【做法】先将绿豆用水800毫升煎至开裂后,加入其余3物,再煮15分钟,去渣留汁。

万寿菊银花粥

【组成】万寿菊、金银花各15克,白糖适量。

【功效】主治流行性腮腺炎。

【做法】将以上2物水煎2次,每次用500毫升,煎30分钟,两次混合,去渣留汁,再加入粳米 50 克,待粥稠融时加适量白糖,调匀后食之。

百日咳

百日咳俗称"顿咳"、"鹭鸶咳",是一种由于感染百日咳嗜血杆菌而引起的小儿急性呼吸道传染病。临床以阵发性痉挛咳嗽,咳后有特殊的鸡啼样吸气性吼声,并且顽固难愈为主要特征。因本病具有传染性,故又称"天哮呛"、"疫咳"。

百日咳好发于冬春季节,以 5 岁以下小儿最易发病,年龄愈小,则病情大多愈重,10 岁以上则较少罹患。病程愈长,对小儿身体健康影响愈大,若不及时治疗,可持续 2～3 个月以上。

百日咳病初与一般伤风感冒症状很相似,一般很容易被人们当作感冒,但是实际上百日咳初起时还是有标志性特征,即随着感冒症状的消退,咳嗽却逐渐加重;咳嗽的特点是晚上重、白天轻、阵发性趋势,常伴有呕吐。家长应引起警惕。

百日咳对海鲜、河鲜之类的食物特别敏感,咳嗽期间食用海鲜会导致咳嗽加剧。这类食物包括海虾、梭子蟹、带鱼、橡皮鱼、蚌肉、淡菜、河海鳗、螃蟹等。另外,百日咳患儿食用生冷之物后咳嗽加剧,特别是冰淇淋,吃下去后痉咳加剧是常见的事情。若在冬季发病,应忌火锅。

桑白皮汤合葶苈大枣泻肺汤

【组成】桑白皮 2.4 克,半夏 2.4 克,苏子 2.4 克,杏仁 2.4 克,贝母 2.4 克,山栀 2.4 克,黄芩 2.4 克,黄连 2.4 克,葶苈 9 克,大枣 6 克。

【功效】泻肺清热,涤痰镇咳。主治痰火阻肺引起的阵发性痉挛性咳嗽。证见咳嗽连续,日轻夜重,咳后伴有深吸气样鸡鸣声,吐出痰涎及食物后,痉咳得以暂时缓解。有些外因,如进食,用力活动,闻刺激性气味,或情绪激动时常易引起发作。此期为痉咳期,从发病第 2 周开始,病程长达 2～6 周。

【做法】以上各味以水煎服。

川 贝 梨

【组成】雪梨 1 个,川贝 3 克。

【功效】清热润肺,止咳化痰。用于初咳期。

【做法】将梨洗净挖去心,川贝研细末装入梨心中,盖严后放于碗中,上笼蒸熟服食。每日 1 次,连服 3～5 天。

冰糖大白菜

【组成】大白菜根 2 个,冰糖 30 克。

【功效】清肺止咳,泻热除烦。用于初咳期。

【做法】大白菜根洗净加冰糖,水煎后饮服。每日 3 次,连服 4～6 天。

雪里红猪肚

【组成】猪肚 1 个,姜 3 片,洋葱半个,雪里红 30 克。

【功效】补虚损,健脾胃。主治顿咳,伴有脾胃亏虚之证。

【做法】以上各味加水同煮,至猪肚烂熟后加盐注入。每日 1 次,连汤吃 1/3 个肚,连吃 15 天(5 个肚)。

竹 沥 粥

【组成】淡竹沥 180 毫升,粟米 150 克。

【功效】化痰,止咳,平喘。主治顿咳、痰黄腻。

【做法】以水煮粟米成粥,临熟下竹沥再煎,令稀稠适度,温服。

苏 子 粥

【组成】紫苏子 25 克,粳米 100 克。

【功效】降气消痰,止咳平喘。主治顿咳,脾气素虚,痰浊阻肺。

【做法】紫苏子用水淘,研后滤取汁,以紫苏子汁和粳米加水煮粥。

花生红花西瓜子茶

【组成】花生仁 15 克,红花 15 克,西瓜子 15 克,冰糖 30 克。

【功效】清肺化痰,凉血止血。主治顿咳,伴有咯血、鼻出血之证。

【做法】将西瓜子打碎,与花生仁、红花及冰糖加水煮汤代茶饮,并吃花生仁。每日 1 剂,连服数天。

栗冬瓜饮

【组成】板栗仁 30 克,冬瓜糖 30 克,玉米须 6 克,冰糖 30 克。

【功效】清热化湿,化痰开胃。用于顿咳期。

【做法】将栗仁、玉米须、冬瓜糖同放锅内加水 500 毫升,煮至 250 毫升,再加冰糖调匀饮服。每日 1 次,连服 10～15 天。

芝麻花生蜜汤

【组成】白芝麻 50 克,花生 30 克,蜂蜜 50 克。

【功效】补中润燥,养血补虚。用于恢复期。

【做法】以上 3 味同放锅中加水煮汤,熟后可吃。每日 1 次,连服 3～5 日。

红枣扁柏汤

【组成】红枣 10 枚,扁柏 15 克。

【功效】清肺止咳,补气养血。用于恢复期。

【做法】红枣去核与扁柏共放锅内,加水煎汤饮用。每日 1 剂,连服数天。

银耳炖冰糖

【组成】银耳 10 克,冰糖 20 克。

【功效】润肺补气,滋阴补肾。用于恢复期,阴虚内热之证。

【做法】以上 2 味同放锅中加水煎汤服用。每日 1 次,连服 3～5 天。

饴糖萝卜汁

【组成】白萝卜汁 30 克,饴糖 20 克。

【功效】润肺止咳。适用于百日咳。

【做法】将白萝卜汁、饴糖与适量沸水搅匀,即可食用。每日 3 次,顿服。

冰糖鸭蛋羹

【组成】冰糖 50 克,鸭蛋 2 个。

【功效】滋阴养血,清肺润肺。用于恢复期。

【做法】加热水适量,将冰糖搅拌溶化,冷却后,打入鸭蛋两个,调匀,放蒸锅内蒸熟。一顿或分次食用,每日 1 剂。

橄榄煲冰糖

【组成】鲜橄榄 60 克,冰糖适量。

【功效】清肺和胃,生津化痰。适用于百日咳。

【做法】将橄榄择净,捣烂,加冰糖适量,清水 2 碗煎至 1 碗,去渣,慢慢咽饮,每日1剂。

罗汉果柿饼汤

【组成】罗汉果1个,柿饼15克,冰糖适量。

【功效】宣肺理气。适用于百日咳。

【做法】将罗汉果、柿饼洗净,切碎,同入锅中,加清水适量,煮沸去渣取汁,纳入冰糖烊化饮服,每日数次,每日1剂。

冰糖花生

【组成】冰糖500克,花生250克。

【功效】清肺润燥,适用于肺燥干咳,小儿百日咳。

【做法】先将冰糖置锅中,加水少许,文火煎熬至铲起即成丝状而不黏手时,停火,趁热加入炒熟的花生,调匀,然后倒在涂有食油的瓷盘中,压平、稍冷、切块,经常含食。

核桃冰糖梨

【组成】核桃仁、冰糖各30克,雪梨150克。

【功效】清热止咳。适用于百日咳。

【做法】将梨去皮、核,同核桃仁、冰糖共捣烂,加水煮成浓汁,每次1汤匙,日服3次。

花 生 粥

【组成】花生10克,大米100克。

【功效】润肺止咳,适用于肺燥咳嗽,或久咳,小儿百日咳,食欲不振等。

【做法】将花生、大米淘净,同放入锅中,加清水适量煮粥服食,每日1～2剂。

罗汉果粥

【组成】罗汉果2个,大米100克。

【功效】清肺利咽。用于百日咳。

【做法】将罗汉果洗净,榨汁备用;大米淘净,放入锅中,加清水适量煮粥,待熟后,下罗汉果汁,再煮一二沸即成,每日1剂。可清肺利咽。

鱼腥草苏叶绿豆粥

【组成】鱼腥草(鲜品)50 克,苏叶 15 克,绿豆 60 克,粳米 60 克,冰糖 30 克。

【功效】清热宣肺,化痰止咳。主治百日咳初咳期。

【做法】将鱼腥草、苏叶水煎 20 分钟取汁,再煎 30 分钟共取浓汁 300 毫升,加适量清水和绿豆,粳米煮粥,熟时加冰糖溶化调匀服食,每日 1～2 次。

川贝鸡蛋蒸

【组成】川贝 6 克(研末),鸡蛋 1 枚。

【功效】清热宣肺,化痰止咳。主治百日咳初咳期。

【做法】将鸡蛋敲一孔如花生仁大小,川贝末入于鸡蛋内,外用湿纸封闭,放在饭上蒸熟。每次吃 1 枚。每日 2 次。

麻贝梨

【组成】秋梨 1 只,麻黄 1 克或川贝 3 克。

【功效】清热润肺,化痰平喘。主治百日咳痉咳期,咳嗽气喘,咯痰不利,咳后有回声等。

【做法】将梨洗净,削去上端 1/3,将中部梨心挖去,装入麻黄或川贝粉,将梨的上端盖住,用两根牙签固定,放碗中隔水蒸熟,如装麻黄,则将麻黄去除,食梨饮汁,分 2～3 次吃,适宜较大儿童食用。

百部蜜糖茶

【组成】百部 10 克,蜂蜜 2 匙。

【功效】润肺止咳化痰。主治百日咳痉咳期肺阴不足,干咳痰少,难以咯出,口干舌燥。

【做法】将百部煎煮取汤汁约 20 毫升,加蜂蜜调味。

枇杷蜜汤

【组成】枇杷叶(去毛)50 片,蜜适量。

【功效】清热化痰,润肺止咳。主治百日咳痉咳期痰热较重,咳嗽阵作,烦躁不安,咯痰不爽。

【做法】枇杷叶加水适量,煎煮取浓缩液约 400 毫升,每次服 20 毫升,用蜜

10 毫升调下。

川贝冰糖米汤饮

【组成】米汤 500 克,川贝母 15 克,冰糖 50 克。

【功效】润肺,祛痰,止咳。适用于百日咳。

【做法】将米汤、川贝母、冰糖隔水炖 15 分钟即成。每日早、晚各 1 次。5 岁以下儿童须减量。

南北杏川贝炖鹧鸪

【组成】南北杏 9 克,川贝 6 克,鹧鸪 4 只(净约 900 克),瘦肉 100 克,瑶柱 3 克,清水 4 杯,大姜片 4 片。

【功效】清肺润燥,补中化痰。主治小儿百日咳。

【做法】用大姜片同鹧鸪、瘦肉飞水后,连同瑶柱、南北杏、川贝放入炖盅加水加盖,隔水猛火炖 20 分钟,转慢火炖 2 个小时即可。

罗 汉 茶

【组成】罗汉果 20 克,绿茶 2 克。

【功效】清热化痰止咳。主治小儿百日咳。

【做法】先将罗汉果加水 300～500 毫升,煮沸 5～10 分钟后,加入绿茶再煮 1～2 分钟即可,每日 1 剂,分 3～5 次饮服。

白 芨 糖

【组成】白芨 500～100 克,冰糖适量(100～150 克)。

【功效】补肺止咳。用于小儿百日咳。

【做法】把白芨晒干或烘干后,研成粉末状,把冰糖研碎,临用时把白芨末同冰糖末和匀后加入开水,调拌成白芨冰糖糊服用。1 岁以内患儿每日用白芨粉 2～3 克,1 岁以上用 3～10 克,同冰糖末等量,和匀,分作 3～5 次服用,连服 7～10 天。

百合柿饼鸽蛋汤

【组成】鲜百合 100 克,鸽蛋 10 个,柿饼 2 个,冰糖 30 克。

【功效】养阴润肺、清痰祛火止咳。用于秋日肺燥、咳嗽日久、干咳无痰、声音嘶哑、咽干口燥、小儿百日咳等。

【做法】上物放入锅内,加清水适量,武火煮沸后,文火煲至百合熟,加入冰糖,调成甜汤即可。

金橘鸭喉汤

【组成】金橘干5个,鸭喉管1条,生姜5片。

【功效】止咳平喘。辅助治疗百日咳。

【做法】鸭喉管洗净切段,与其他二味加水一起煎煮,饮汤吃果,每日1剂。

玉竹鹧鸪汤

【组成】玉竹30克,南杏仁10克,百合15克,陈皮5克,蜜枣(去核)3枚,鹧鸪1只。

【功效】养阴润肺、化痰止咳。用百日咳,干咳痰少、口干咽燥者。

【做法】将玉竹、南杏仁、百合、陈皮、蜜枣分别洗净,鹧鸪杀后去毛及内脏,斩件。将全部用料放入炖盅内,加开水适量,炖盅加盖,置锅内用文火隔水炖2小时,调味即可,饮汤吃鹧鸪肉。每日1料,5日为1个疗程。

大 蒜 汁

【组成】大蒜头10个。

【功效】解痉止咳。主治小儿百日咳,症见痉咳不休者。

【做法】先将大蒜头剥去外皮,捣烂后再加温水一碗,浸渍半日后去渣留汁。每服10克。1日4次,连服3天获效。

蜂蜜丝瓜汁

【组成】蜂蜜适量,新鲜嫩丝瓜数条。

【功效】清热解痉,润燥止咳。

【做法】先将丝瓜洗净后捣融取汁,然后兑入蜂蜜和匀。每次服1匙,1日3次,开水冲服。

萝 卜 汁

【组成】白萝卜500克,白砂糖50克。

【功效】下气化痰,润肺止咳。主治小儿百日咳后期,时见干咳者。

【做法】先将白萝卜洗净后榨挤取汁,然后加入白糖调匀。每服 10 毫升,1日3次。

刀 豆 汤

【组成】刀豆子(打碎)10 粒,甘草 3 克,冰糖适量。

【功效】解痉止咳。

【做法】先将刀豆子与甘草一同入水中煎煮取汁,然后加入冰糖,调匀后饮之。

常用食物温凉谱

▍▶ 粮食组

温热性——面粉、高粱、糯米及其制品。

寒凉性——荞麦、小米、大麦、青稞、绿豆及其制品。

平性——大米、籼米、玉米、红薯、赤豆及其制品。

▍▶ 蔬菜组

温热性——刀豆、扁豆、青菜、黄芽菜、芥菜、香菜、辣椒、韭菜、韭芽、南瓜、蒜苗、蒜薹、塌棵菜、大蒜、大葱、生姜、熟藕、熟白萝卜。

寒凉性——芹菜、冬瓜、生白萝卜、苋菜、黄瓜、苦瓜、生藕、莴笋、茄子、丝瓜、茭白、慈姑、紫菜、金针菜（干品）、海带、竹笋、冬笋、菊花菜、蓬蒿菜、马兰头、土豆、绿豆芽、菠菜、油菜、蕹菜。

平性——卷心菜、番茄、豇豆、芋艿、鸡毛菜、花菜、绿花菜（花椰菜）、黑木耳、银耳、山药、草头、松子仁、芝麻、胡萝卜、洋葱头、蘑菇、香菇、蚕豆、花生、毛豆、黄豆、黄豆芽、白扁豆、豌豆。

▍▶ 水果组

温热性——荔枝、龙眼、桃子、大枣、杨梅、核桃、杏子、橘子、樱桃。

寒凉性——香蕉、西瓜、梨、柑子、橙子、柿子、鲜百合、甘蔗、柚子、山楂、芒果、猕猴桃、金桔、罗汉果、桑椹、杨桃、香瓜、生菱角、生荸荠。

平性——苹果、葡萄、柠檬、乌梅、枇杷、橄榄、花红、李子、酸梅、海棠、菠萝、石榴、无花果、熟菱角、熟荸荠。

▍▶ 动物性食品组

温热性——羊肉、狗肉、黄鳝、河虾、海虾、雀肉、鹅蛋、猪肝。

寒凉性——鸭肉、兔肉、河蟹、螺蛳肉、田螺肉、马肉、菜蛇、牡蛎肉、鸭蛋、蛤、蚌、黑鱼。

平性——猪肉、鹅肉、鲤鱼、青鱼、鲫鱼、鲢鱼、甲鱼、泥鳅、海蜇、乌贼鱼、鸡血、鸡蛋、鸽蛋、鹌鹑肉、鹌鹑蛋、鳗鱼、鲥鱼、鲈鱼、鳜鱼、黄花鱼、带鱼、鱼翅、鲍鱼、海参、燕窝。

■▶ **奶及奶制品、大豆及大豆制品组**

温热性——奶酪。

寒凉性——牛奶。

平性——豆奶、豆制品。

■▶ **其他食品**

(1) 干果类

温热性——栗子、核桃、葵花子、荔枝、桂花。

平性——花生、莲子、芡实、榧子、榛子、松子、百合、银杏、大枣、南瓜子、西瓜子。

(2) 调味品

温热性——红曲、酒、醋、酒酿、红糖、饴糖、芥末、茴香、花椒、胡椒、桂花、红茶、咖啡。

寒凉性——酱、玫瑰花、琼脂、豆豉、食盐、绿茶。

平性——白糖、蜂蜜、可可。